W0046401

Margit Müller-Frahling

BASISCHE KUREN

Natürlich leicht durchs Jahr

Mit dem Plus an Schüßler-Salzen

VORWORT

Liebe Leserinnen und Leser,

wenn Sie dieses Buch in den Händen halten, haben Sie bereits den ersten Schritt für Ihre Säure-Basen-Balance getan. Sie nehmen sich die Zeit und die Ruhe, zu überlegen, wie Sie Ihre physische und psychische Vitalität stärken können. Das Säure-Basen-Gleichgewicht ist die Grundlage allen Lebens und die Basis unserer Gesundheit und unserer Kraft, die täglichen Anforderungen zu meistern. Jede chronische Erkrankung geht mit einer Säurelast einher. Auch mangelnder Antrieb, angegriffene Nerven oder eine unreine Haut werden mit einer Übersäuerung in Zusammenhang gebracht. Mit dem, was Sie essen, wie

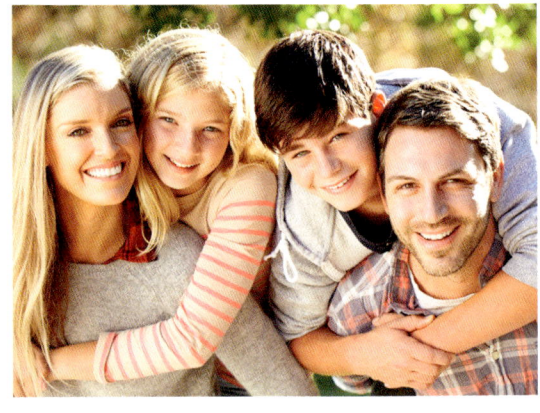

Sie sich verhalten, wie Sie sich bewegen, entscheiden Sie jeden Tag darüber, ob Ihnen die Balance gelingt oder nicht. Jeden Tag aufs Neue ringt Ihr Körper um ein Gleichgewicht von Säuren und Basen. Wenn Sie etwas für dieses Gleichgewicht tun möchten, ist es deshalb ein guter Start, erst einmal mit einem basischen Tag oder einem basischen Wochenende zu beginnen. So haben Sie die Chance, wertvolle Erfahrungen zu gewinnen, die Ihnen im Alltag nützlich sind. Jede Umstellung von Gewohnheiten gelingt am besten Schritt für Schritt in der praktischen Umsetzung.

Mit dem vorliegenden Buch geben wir Ihnen bewährte Hilfen für den (Neu-)Start in ein basisches Alltagsleben. Die Kuren sind perfekt auf die Jahreszeiten abgestimmt, damit Sie optimal starten können und für den weiteren Verlauf im Jahr immer wieder die passenden Anregungen finden. Dazu passend finden Sie die basischen Kochrezepte, mit deren Hilfe Sie die kulinarischen Möglichkeiten der basischen Küche kennenlernen.

Die basischen Kuren unterscheiden sich grundsätzlich vom Basenfasten, das eine sehr konsequente und ausschließliche Vorgehensweise über einen Zeitraum, der mindestens sieben Tage umfasst, erfordert. Sie sind aber eine wunderbare Ergänzung sowie Vor- oder Nachbereitung hierzu.

Im vorliegenden Buch finden Sie alle Grundlagen, die für die Säure-Basen-Balance entscheidend sind: grundlegende Informationen zu den Basics der basischen Kuren wie Ernährung, Lebensmittel und basische Körperpflege sowie ein Nachschlageregister der wichtigsten Fragen von A bis Z.

Mein Dank geht an die Basenfastenberaterin Elke Meier-Frigger, die einige Rezepte und Tipps aus ihrer Praxis zur Verfügung gestellt hat, und an Beatrix Schulte, die für das Buch Informationen zur geistigen und körperlichen Entspannung zusammengetragen hat.

Die zusätzlichen Angaben zur Anwendung der bewährten Schüßler-Salze können Sie nutzen, um auf sanfte Weise einen gelingenden Weg zu mehr basischem Leben zu beschreiten. Dabei wünsche ich Ihnen viel Freude und Erfolg!

Ihre Margit Müller-Frahling

INHALT

~~~~~~~~~~~~~~~~~~~~~~~~~~~

SÄURE-BASEN-BALANCE

Es ist allgemein bekannt, dass etwas Saures zum Problem werden kann – ein Beispiel ist der „saure Regen", den wir aus den Medien kennen. Weniger bekannt ist, dass „sauer" keineswegs immer schlecht ist, sondern dass es in unserem Körper immer um eine Balance zwischen Säuren und Basen geht.

Säuren und Basen sind chemische Verbindungen. Säuren können Wasserstoff-Ionen (H+) in wässriger Lösung abgeben. Das sind positiv geladene Teilchen, Protonen. Basen können diese Protonen aufnehmen. So werden Säuren neutralisiert. Es entstehen dann neutrale Verbindungen oder anders ausgedrückt: Salze.

Ein Salz ist eine Mineralstoffverbindung; die bekannteste ist Kochsalz. Aber auch andere Verbindungen wie z. B. Phosphor mit Calcium oder Kalium sind solche neutralen Salze. Säuren und Basen sind beide für unseren Körper wichtig. Mit der stärksten Säure des Körpers, der Salzsäure im Magen, bereiten wir die Nahrung so vor, dass die Nährstoffe im Darm aufgenommen werden können. Allerdings müssen Säuren und Basen in einem ausgewogenen Verhältnis im Körper vorhanden sein. Im Blut haben wir im gesunden Zustand 20-mal mehr freie Basen als Säuren. Basenbildner nehmen wir über die Ernährung auf. Säuren werden auch über die Ernährung aufgenommen, aber unter anderem durch den Stoffwechsel jeder Zelle fallen permanent Säuren an, die dann im Körper abgebaut werden müssen.

DER PH-WERT

Die Säure- bzw. Basenstärke einer Lösung wird durch den pH-Wert angegeben (pH steht für *potentia hydrogenii,* Kraft des Wasserstoffs). Die pH-Skala reicht von 1 für extrem sauer über 7 für neutral bis 14 für extrem basisch. Der pH-Wert ist für alle biologischen und biochemischen Reaktionen im Körper von enormer Bedeutung. Bei einem gesunden Menschen stellt der Körper von selbst in den verschiedenen Bereichen immer den gleichen pH-Wert ein. So ist zum Beispiel im Magen ein extrem niedriger pH-Wert notwendig, um die Nahrung zu verdau-

en, während in Abschnitten des Darms teilweise ein hoher pH-Wert über 8 benötigt wird. Durch unsere heutige Lebensweise mit viel Stress und der Aufnahme vorwiegend Säure bildender Nahrungsmittel, einhergehend mit Bewegungs- und daraus resultierendem Sauerstoffmangel,

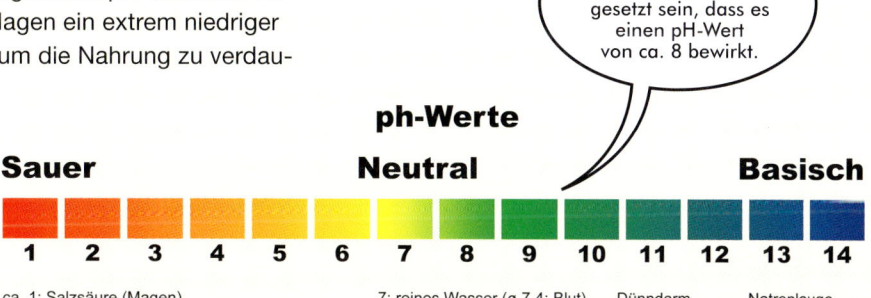

Ein basisches Badesalz muss so zusammengesetzt sein, dass es einen pH-Wert von ca. 8 bewirkt.

ph-Werte

Sauer   **Neutral**   **Basisch**

| 1 | 2 | 3 | 4 | 5 | 6 | 7 | 8 | 9 | 10 | 11 | 12 | 13 | 14 |

ca. 1: Salzsäure (Magen)   7: reines Wasser (ø 7,4: Blut)   Dünndarm   Natronlauge

ist der pH-Wert des Organismus meist ins Saure verschoben, und man spricht von einer Übersäuerung des Körpers. Der pH-Wert unseres Blutes ist eng geregelt und liegt zwischen 7,37 und 7,43. Trotz der ständig schwankenden Abgabe saurer Stoffwechselprodukte an das Blut wird dieser pH-Wert sehr konstant gehalten. Die Konstanz ist eine wichtige Voraussetzung für die Aufrechterhaltung eines geregelten Stoffwechselablaufs in den Körperzellen. Am Erhalt eines gleichbleibenden Blut-pH-Werts sind verschiedene Puffersysteme beteiligt (siehe weiter unten). Für gut funktionierende Puffersysteme ist eine ausreichende Versorgung mit Mineralstoffen wesentlich. Auch alle an der Ausscheidung von Säuren beteiligten Organe brauchen für die Verarbeitung und Ausscheidung von Säuren Mineralstoffe.

WAS MACHT SAUER?

Sauer macht nicht nur eine „saure" Ernährungsweise, sondern neben Bewegungsmangel auch ein saures Innenleben durch zu viel Stress. Gerade unter Stress ist die Versuchung groß, schnell zu essen und nicht zu kochen. Dabei sind regelmäßige Mahlzeiten – optimal wären drei am Tag – wesentlich für einen ausgeglichenen Säure-Basen-Haushalt. Wenn wir essen, bilden die Belegzellen im Magen Salzsäure und gleichzeitig das basische „Gegenstück" Bicarbonat. Das wird ins Blut abgegeben und erreicht so alle Gewebe, Organe und jede Zelle. Diese „Basenfluten" sind eine wesentliche Grundlage für einen störungsfreien Ablauf in unserem Körper. Wer aber ständig in Hetze ist, zu viel Fast Food isst und Kaffee trinkt, bildet zunächst viel Säure im Magen, aber die Belegzellen erschöpfen durch diese Nahrung schnell: Die zugeführte Säure bleibt, doch die „Basenfluten" bleiben aus. Eine Übersäuerung entsteht, wenn der Organismus nicht mehr ausreichend in der Lage ist, die im Stoffwechsel anfallenden Säuren abzubauen oder auszuscheiden. Dies kann ein wesentlicher Grund für eine Blockade im Stoffwechsel sein.

Folgen einer Übersäuerung

Nicht ausgeschiedene Säuren werden im Organismus gebunden, beispielsweise im Bindegewebe. Zunächst werden die Pufferkapazitäten des Körpers eingeschränkt. Das ist meistens für den betroffenen Menschen noch nicht spürbar. Im weiteren Verlauf treten dann Störungen auf, zum Beispiel Hautprobleme im Gesicht oder auch Cellulite. Eine andauernde Übersäuerung kann chronische Erkrankungen wie Rheuma begünstigen oder sogar verursachen. Es ist daher für die Gesundheit langfristig gesehen notwendig, einen Ausgleich im Säure-Basen-Haushalt zu gewährleisten.

Puffersysteme neutralisieren Säuren oder scheiden sie aus und erhalten so die Säure-Basen-Balance im Körper. Sie sorgen dafür, dass der pH-Wert des Blutes unter allen Umständen aufrechterhalten werden kann. Davon hängt der Stoffwechsel aller Zellen ab. An dem Erhalt des Blut-pH-Wertes sind die Puffersysteme des Blutes, der Gasaustausch in der Lunge, der Leberstoffwechsel, die Ausscheidungsprozesse der Niere und der Haut beteiligt: Im **Blut** werden überschüssige Säuren von dem Hydrogencarbonat-System, dem Proteinatpuffersystem und dem Phosphatpuffersystem abgepuffert.

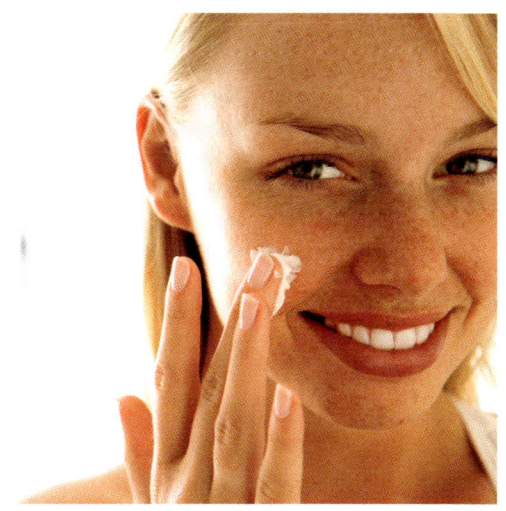

Über die **Lunge/Atmung** wird Kohlendioxid abgegeben, deshalb ist regelmäßige Bewegung an der frischen Luft wichtig.

Die **Niere** scheidet überschüssige Säuren und vor allem die ständig anfallende Harnsäure aus. Deshalb ist es so wichtig, ausreichend Wasser zu trinken.

Die **Leber** baut Säuren ab. Sie kann 50-mal mehr $H+$-Ionen abbauen als die Niere. Funktionsstörungen der Leber führen schon innerhalb weniger Stunden zu Veränderungen im Säure-Basen-Haushalt. Alles, was die Leber entlastet und stärkt, ist deshalb positiv für eine gesunde Säure-Basen-Balance. Hierbei sind neben der direkten Belastung der Leber mit Giften wie Alkohol auch die Prozesse im Darm sehr wichtig: Wer viel Fleisch oder allgemein Eiweiße isst, hat eine hohe Belastung mit Ammoniak. Das ist eine giftige Base, die von der Leber abgebaut wird. Wird die Leber damit belastet, kann sie weniger Säuren abbauen. Eine gemüsereiche, fleischarme oder -lose Ernährung ist daher für das Erreichen einer guten Säure-Basen-Balance eine wertvolle Unterstützung.

Über die **Haut** werden belastende Stoffe und Säuren ausgeschieden. Sie ist mit einer Fläche von bis zu 2 m² unser größtes Organ. Millionen Schweiß-, Talg- und Duftdrüsen geben Kohlensäure, Harnstoff, Ameisen-, Essig- und Milchsäure, Fettsäuren und auch giftige Stoffe wie Quecksilber ab. Als größtes Ausscheidungsorgan kann die Haut daher wunderbar zur Entlastung der inneren Organe beitragen.

Sind die Möglichkeiten der Puffersysteme erschöpft, muss der Körper bei anfallendem Säureüberschuss auf seine Speicher zurückgreifen. Es werden basische Mineralien aus den Geweben gelöst – dadurch entstehen Schäden. In der Naturheilkunde wird in diesem Prozess eine wesentliche Ursache für Gefäßschäden gesehen. Chronische Erkrankungen, auch Krebs, werden heute generell mit einem nachhaltig gestörten Säure-Basen-Haushalt in Verbindung gebracht.

Der Abbau der Basenspeicher kann weitere Folgen zeigen:

- Die Haut wird schlechter versorgt. Sie wirkt frühzeitig gealtert und fahl.
- Der Haarboden leidet. Die Haare fallen aus, wachsen schlecht, sind glanzlos.
- Die Knochen werden demineralisiert, Knochenabbau ist die Folge.
- Zahnschmelz wird nicht mehr erhalten und aufgebaut, Karies findet einen Nährboden.
- Die basenabhängigen Organe wie Bauchspeicheldrüse, Leber und Dünndarm werden in ihren Funktionen eingeschränkt.

Eine weitere, bereits erwähnte Möglichkeit des Körpers, mit der Übersäuerung umzugehen, ist die Ablagerung von Säuren im Bindegewebe. Der Wiener Arzt Alfred Pischinger hat hierzu wesentliche Erkenntnisse geliefert: Das kollagene Bindegewebe, rund 70 Prozent unseres Körpereiweißes, dient als „Deponie" und nimmt Säuren auf. Je mehr Säuren dort aufgenommen werden, umso mehr verliert es an Elastizität und Durchlässigkeit. Ein sichtbares Zeichen ist Cellulite. Dauert diese Belastung an, wird sie unter anderem auch an Gelenken und Bandscheiben spürbar.

Sauer? Wie erkenne ich eine Übersäuerung?

Sind Sie sauer? Mit dieser Frage verbinden viele einen „sauer" gestimmten Menschen. Tatsächlich führt eine Übersäuerung des Körpers auch zu einer Belastung des Nervensystems und zeigt sich daher mitunter im schlecht gelaunten Verhalten eines Menschen. In der Naturheilkunde werden viele Alltagsbeschwerden auf eine schleichende Übersäuerung zurückgeführt:

- Häufige Infekte, Erkältungen und insgesamt eine schwache Immunabwehr
- Wenig Energie, Antriebslosigkeit
- Schmerzen in Muskeln und Gelenken
- Knochenabbau bis zur Osteoporose
- Fettige oder im Gegenteil fettarme, „trockene" Haut, Pickel
- Cellulite
- Häufige Pilzerkrankungen
- Verstopfung, auch im Wechsel mit Durchfall
- Übergewicht
- Schlechte Zähne
- Zahnfleischprobleme
- Krampfadern

Selbst, wenn Sie nur an einer dieser Beschwerden leiden, werden Sie davon profitieren, etwas für die gesunde Säure-Basen-Balance Ihres Körpers zu tun.

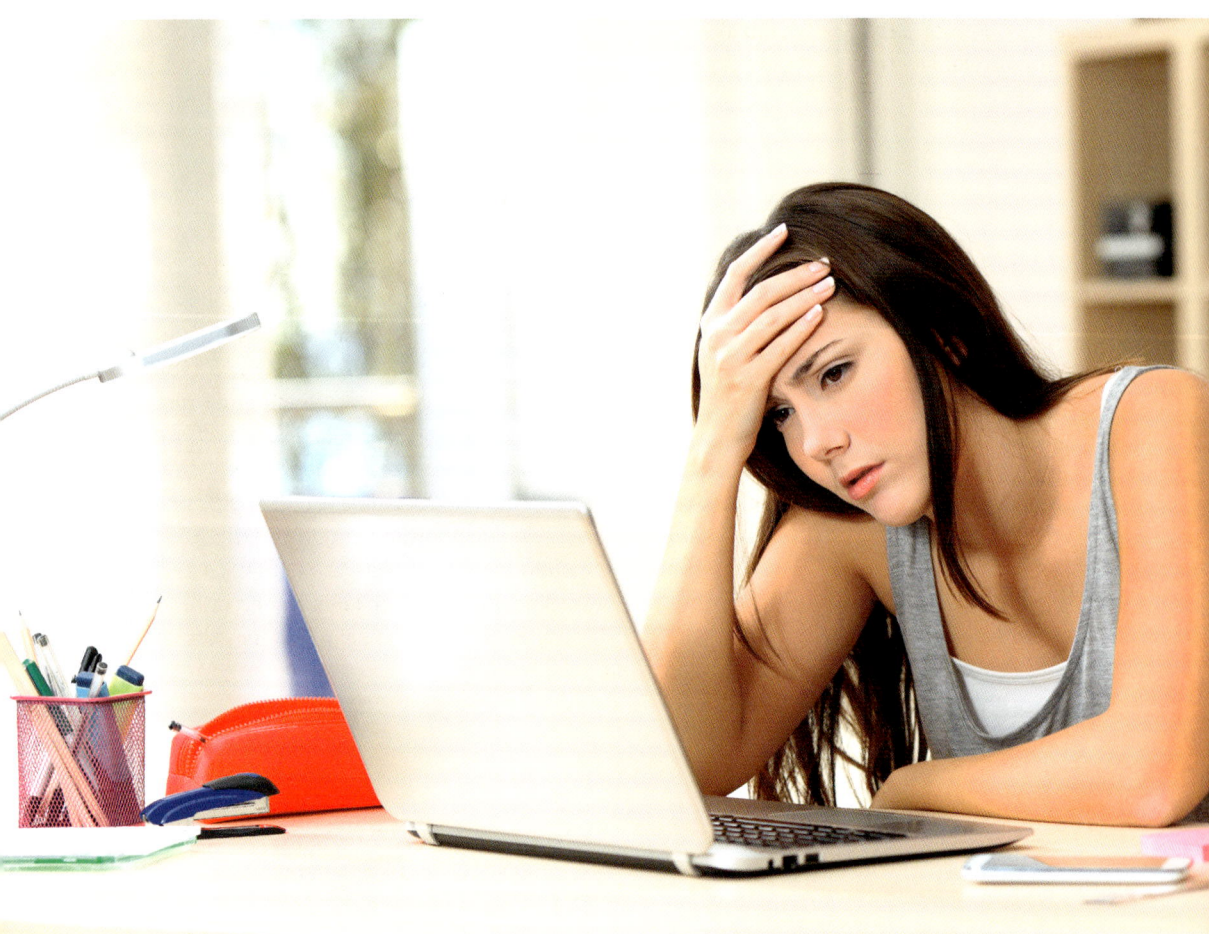

STRESS UND DIE FOLGEN

Generell kann man sagen: Unser modernes Leben macht sauer. Die Hauptursachen liegen in einer zu säurelastigen Ernährung, einem Mangel oder auch einem Zuviel an Bewegung, Giften durch Umwelt und Ernährung sowie in psychischen Belastungen, vor allem Stress. Stress verändert u. a. den Stoffwechsel, hat Einfluss auf das Hormonsystem und das Verhalten.

Der moderne Mensch steht in vielerlei Hinsicht unter Druck. Stress im Job, Reizüberflutung, das Vereinbaren von Beruf und Familie sowie der moderne „Selbstoptimierungswahn" bedeuten eine ständige Belastung. Hektik und Zeitmangel sind immer dabei – alles letztlich negativer Stress. Der Mensch läuft permanent auf Hochtouren. Dafür werden neben Kohlenhydraten übermäßig viele Mineralstoffe gebraucht sowie Sauerstoff, Eiweiße und Enzyme.

Das Gehirn als oberste Entscheidungszentrale des Körpers stellt zunächst immer die eigene Energieversorgung sicher. Erst danach teilt es Muskeln, Organen oder dem Fettgewebe etwas zu. Es steuert also den Stoffwechsel zu seinen Gunsten, weshalb Wissenschaftler auch vom „selfish Brain" sprechen, vom „selbstsüchtigen Gehirn". Kein anderer Bereich des menschlichen Organismus ist so „gefräßig" wie das Gehirn. Obwohl es bei Erwachsenen nur etwa zwei Prozent des Körpergewichts ausmacht, verbraucht es fast 40 Prozent der aus Kohlenhydraten stammenden Energie.

„Saure" Stimmung

Wir alle kennen Situationen, in denen wir „sauer waren". Vielleicht haben Sie eine Situation erlebt, in der Ihnen jemand etwas aufzwingen wollte? Oder Sie wollten etwas erreichen und genau das Gegenteil ist eingetreten? Zusätzlich zum oben erwähnten Stress erleben viele Menschen eine Art psychischen Stress, nämlich, dass ihre Bedürfnisse nicht gesehen werden. Die wiederholte Erfahrung, dass andere Menschen nicht so wollen wie man selbst und dass alles anders läuft, als man will, macht sauer. Es können körperliche Beschwerden wie Sodbrennen oder chronische Erkrankungen wie Rheuma auftreten. Der saure Mensch wirkt verdrießlich und genervt. Schließlich entwickelt sich ein Teufelskreis: Ein gereizter Mensch wirkt nicht gerade entspannend oder sympathisch auf andere. So reagiert das Umfeld mit Abwehr oder ebenfalls gereizt, was die „saure" Person wiederum noch verdrießlicher macht. Körperlich entsteht ein zunehmendes Ungleichgewicht zugunsten der Säuren. Die Spannung erhöht sich. Die körperliche Substanz wird angegriffen. Schließlich kann der Mensch keine zusätzliche Belastung mehr „abpuffern".

Die „Säurespirale"

Das Gegenteil von sauer ist süß. Zuckerspeisen sind leicht verwertbare Kohlenhydrate, die den Glückshormonspiegel schnell erhöhen. Einmal gelernt, dass in einer schlechten Stimmung etwas Süßes die Stimmung sofort ansteigen lässt und sich eine Zufriedenheit einstellt, wird diese Erfahrung gern wiederholt. Doch leider ist „süß schmeckend" in der Ernährung gerade nicht das Gegenteil von „sauer", sondern gerade die süßen Sachen bringen viel Säure mit: Im Körper entsteht ein Überschuss an Säuren und bereits kleine Kinder geraten in eine „Säurespirale". Allgemein verlieren Menschen, die sich ihr Leben „versüßen" wollen, den gesunden Appetit. Ihr Geschmack ist verdorben und sie entwickeln ein gieriges Verhalten. Da sie weder auf der körperlichen noch auf der seelischen Ebene einen Zustand der tatsächlichen Sättigung erreichen,

werden sie regelrecht abhängig. Sie „fressen alles in sich hinein" und mit der Zeit schützt sie eine „Speckschicht" vor dem, was so unangenehm ist.

Aus dieser Spirale findet der Mensch nur heraus, wenn durch Ernährung, Bewegung und weitere Maßnahmen ein Veränderungsprozess eingeleitet wird.

Stressige Gedanken

Jeder Gedanke hat eine unmittelbare Wirkung auf die Zellen des Körpers. Gedanken sind Energie; sie haben eine messbare Schwingung, eine Frequenz. Je nachdem, ob der Gedanke positiv oder negativ ist, fällt die entsprechende Reaktion des Körpers aus. Positive Gedanken motivieren,

fördern die Kreativität und stärken den Körper. Negative Gedanken mindern die Aufnahmefähigkeit, lassen den Körper verkrampfen und können auf Dauer krank machen. Ändert sich das Denken, ändern sich auch die Strukturen im Gehirn und körperliche Leiden können nachlassen.

Stressige Gefühle

Neurobiologen, Biochemiker und Physiologen sind sich einig, dass stressige Gefühle wie Trauer, Frust oder Verzweiflung Nervenzellen beeinflussen, Hormonkonzentrationen verschieben, das Immunsystem schwächen und sich negativ auf Organfunktionen auswirken. Das Stresshormon Cortisol kann sogar den Teil des Gehirns schädigen, der für das Langzeitgedächtnis eine Rolle spielt.

Zorn hat eine deutliche Auswirkung auf Herz- und Gefäßerkrankungen. Psychische Schmerzen kommen zudem in derselben Gehirnregion an wie körperliche; sie werden also genauso wahrgenommen wie körperlicher Schmerz. Positive Gefühle wie Freude, Dankbarkeit und Liebe wirken sich direkt auf das körperliche Wohlbefinden aus und verlängern sogar die Lebenszeit.

Stressige Auswirkungen auf den Körper

Ganz akut kann Stress – ob nun durch Gefühle oder durch einen stressigen Alltag – ein Druckgefühl auslösen; der Atem geht schneller, das Herz muss mehr pumpen, der Blutdruck steigt an. Nachgewiesen ist, dass Stress Entzündungsprozesse auslöst, die das Risiko einer Herz-Kreislauf-Erkrankung erhöhen. Außerdem kann es zu Beschwerden wie Hautproblemen, Tinnitus-Geräuschen im Ohr, Magengeschwüren, Rücken-

und Kopfschmerzen, Migräne oder Allergien kommen. Neueste Forschungen haben ergeben, dass auch das Bindegewebe in Haut, Muskeln, Gelenken und Gefäßen durch Stresseinwirkung nachhaltig geschädigt wird.

• **Erhöhte Nahrungsaufnahme**
Unter Stress manipuliert das Gehirn den Energiestoffwechsel. Wenn es ihm zum Beispiel beim Lernen und Nachdenken nicht gelingt, ausrei-

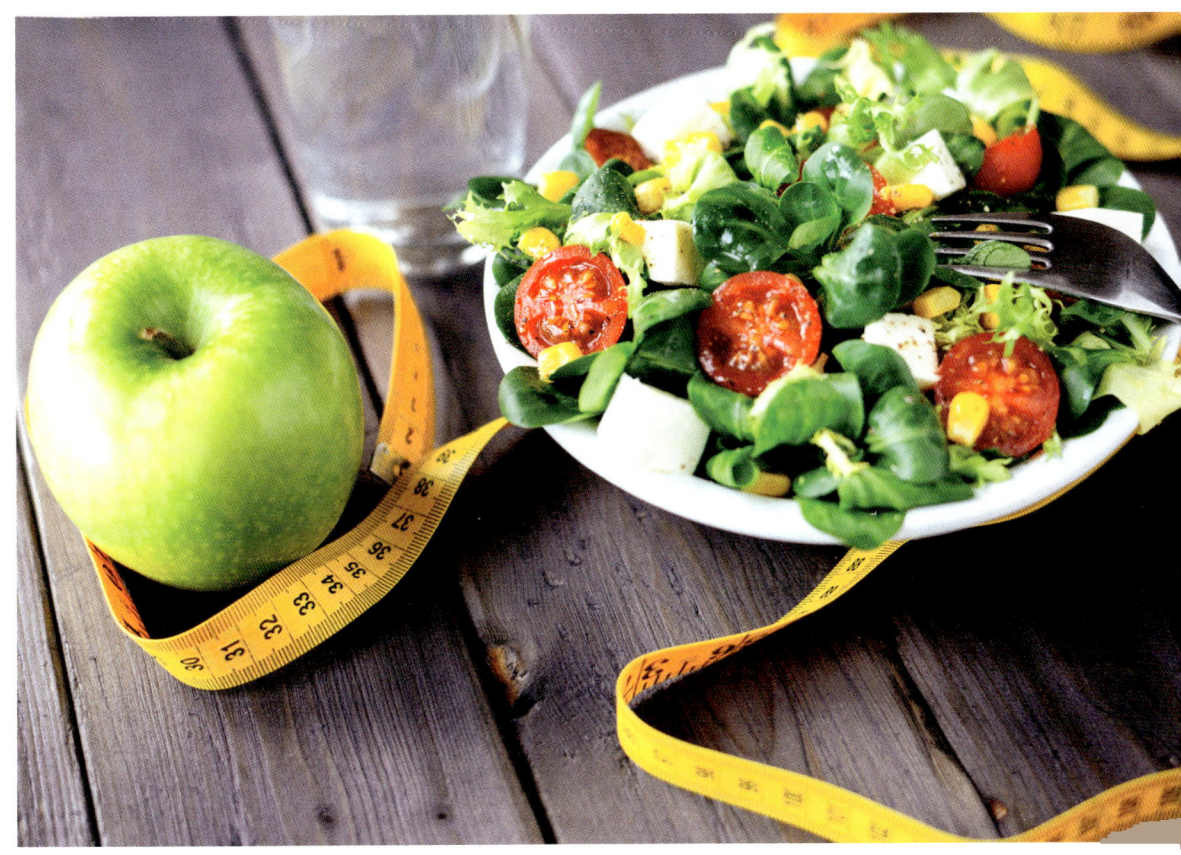

chend Energie für sich aus dem Körper anzu-
fordern, gleicht es die Unterversorgung einfach
aus: Es bemüht sich, die Nahrungsaufnahme zu
steigern. Plötzlich entsteht bei dem betroffenen
Menschen zum Beispiel ein Heißhunger auf
Süßes. Die Versuchung, in dieser Situation eine
„Kalorienbombe" wie Sahnetorte, Schokolade,
etc. zu essen, ist groß. Wird jedoch mehr gegessen, als verbraucht wird, entsteht im Körper
ein Energieüberschuss. Auf diese Weise kann
langfristig Übergewicht entstehen. Denn der
Organismus wird durch diese Strategie des Gehirns gezwungen, mehr energiereiche Nahrung
aufzunehmen, als gut für ihn ist.

- Hoher Cortisolspiegel

Wenn ein Mensch unter Stress leidet, produziert der Körper mehr von dem Stresshormon
Cortisol – und das führt meistens ebenfalls zur
Gewichtszunahme: Cortisol bewirkt die Aufnahme
von Fett in die Fettzellen. Der hohe Cortisolspiegel

Achtung Abnehmfalle: Es ist sehr wichtig, den eigenen Ausgangspunkt zu klären, wenn
man abnehmen will. Zudem ist es wichtig, Abnehmziele so zu formulieren, dass sie auch
erreichbar scheinen. Sonst wird Abnehmen zum Stress und ist von vornherein zum Scheitern
verurteilt! Es ist beispielsweise unrealistisch, 10 kg in einer Woche abzunehmen.

nimmt auch Einfluss auf die Schilddrüsenfunktion und damit wiederum auf den Stoffwechsel, die Verwertung der Nahrung etc. Die Produktion der Geschlechtshormone wird beeinträchtigt. So sinkt beispielsweise der Testosteronspiegel ab. Testosteron ist aber ein wichtiges Hormon, vorrangig für Männer, aber auch für Frauen. In der Folge wird weniger Muskelmasse aufgebaut, aber umso mehr Fett in der Bauchgegend angelagert.

● Insulinausschüttung
Unter Stress wird mehr Glucose bereitgestellt, was wiederum zur Insulinausschüttung führt. Aufgabe des Insulins ist es, Glucose in die Zellen zu schleusen. Ein dauerhaft hoher Insulinspiegel führt zur Dauereinlagerung von Fett und macht daher dick. Außerdem besteht die Gefahr einer Insulinresistenz mit der Folge eines Diabetes mellitus (Zuckerkrankheit).

ABNEHMBLOCKADEN DURCH ÜBERSÄUERUNG

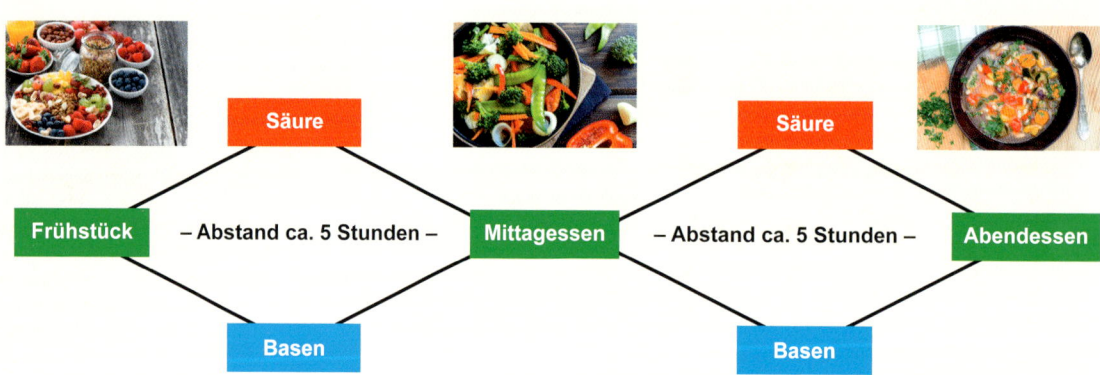

Ein ausgeglichener Säure-Basen-Haushalt hat einen wesentlichen Anteil an der Gesundheit, vor allem aber auch am Körpergewicht. **Ein Übermaß an Säuren bremst den Fettstoffwechsel und die Fettverbrennung, was sich beim Abnehmen ungünstig auswirkt.** Die Steinzeitgenetik des Menschen funktioniert auch in diesem Punkt hervorragend. Beim Abnehmen, beim Abbau der Fettpolster, entstehen Abbauprodukte, die als Ketosäuren bezeichnet werden. Bei einem Übermaß an Säuren geben die Fettzellen die Fettsäuren nur sehr verzögert und in geringer Menge frei: Der Fettabbau wird durch die anflutenden Säuren gebremst. In Hungerszeiten wurde (wird) so ein rascher Fettabbau verhindert. **Die einfachsten und besten Möglichkeiten, diese natürliche Abnehmblockade zu über-** **winden, sind der Genuss basischer Lebensmittel, basische Bäder und parallel die Durchführung einer Schüßler-Salz-Kur zur Stabilisierung.**
Leider sind bei den Menschen in den Industrienationen Ernährungsgewohnheiten verbreitet, die aus mehr als 25 Prozent Säure bildenden Nahrungsmitteln (Fleisch, Fisch, Käse, Wurst etc.) bestehen. Damit wird eine Säurebelastung ebenso wie ein Mineralstoffmangel des Organismus forciert. Unter anderem ist der Fleischkonsum zu hoch. Oder anders ausgedrückt: Der Obst- und Gemüsekonsum ist viel zu niedrig. Ein Teufelskreis beginnt: Anfallende Säuren müssen durch basische Mineralsalze neutralisiert werden, Mineralsalze fehlen, der Organismus übersäuert.

Grundsätzlich ist die Ernährung die Basis für eine gute Versorgung mit Mineralstoffen und weiteren Mikronährstoffen, aber natürlich auch mit ausreichend Kohlenhydraten, Eiweißen und wichtigen ungesättigten Fettsäuren. Es kommt darauf an, so zu essen, dass diese Versorgung gewährleistet wird und gleichzeitig keine „Überversorgung" stattfindet. Heute wissen wir, dass **drei Mahlzeiten am Tag** für die meisten Menschen richtig sind. Empfehlenswert sind vier bis sechs Stunden Pause nach jeder Mahlzeit, nachts zehn Stunden.

Gute Gründe für frische Nahrung:
- mehr Geschmack, mehr Genuss
- mehr Mikronährstoffe
- ausgeglichener Säure-Basen-Haushalt
- hochwertige Fette für Stoffwechsel und Gehirn
- keine überflüssigen Kalorien
- keine belastenden Zusatz- und Konservierungsstoffe

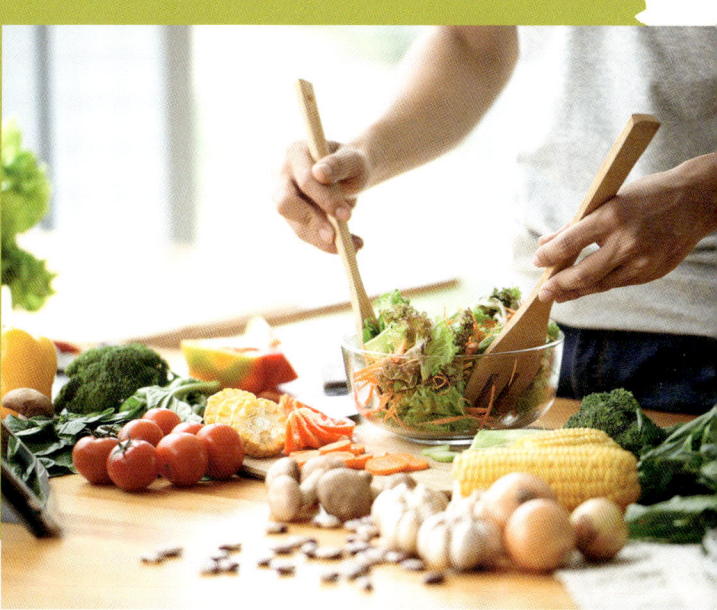

Grundregeln der Ernährung

- Eine breite Auswahl der verschiedensten Nahrungsmittel
- Komplexe Kohlenhydrate
- Mehrfach ungesättigte Fettsäuren
- Pflanzliche Eiweiße
- Vollwertige und biologische Kost
- Schonende Zubereitungsmethoden wählen
- Morgens Schwerverdauliches und zum Abend Leichtverdauliches
- Gründlich kauen
- Ausreichend Wasser trinken

Säure- und Basenbildner

Oft entsteht Irritation, weil in unterschiedlichen Ratgebern gleiche Lebensmittel mal als „sauer", mal als „basisch" eingestuft werden. Dazu gehört zum Beispiel die Zitrone. Der Hintergrund ist, dass die Zitrone zwar Säuren mitbringt, diese aber im Magen abgebaut werden. Im weiteren Verwertungsprozess im Körper werden hingegen ihre wertvollen Basen genutzt. Wer an Säurebeschwerden leidet, sollte daher im Rahmen der basischen Kuren auch die Lebensmittel meiden, die viel Säure mitbringen, auch wenn diese später im Körper einen basischen Effekt haben können. Grundsätzlich benötigt der Körper für einen reibungslosen Ablauf eine hohe Zufuhr an Basenbildnern. Ca. 80 Prozent der Ernährung sollten daraus bestehen. Es ist nur beim „Basenfasten" für einen begrenzten Zeitraum notwendig und sinnvoll, auf alle Säurebildner zu verzichten.

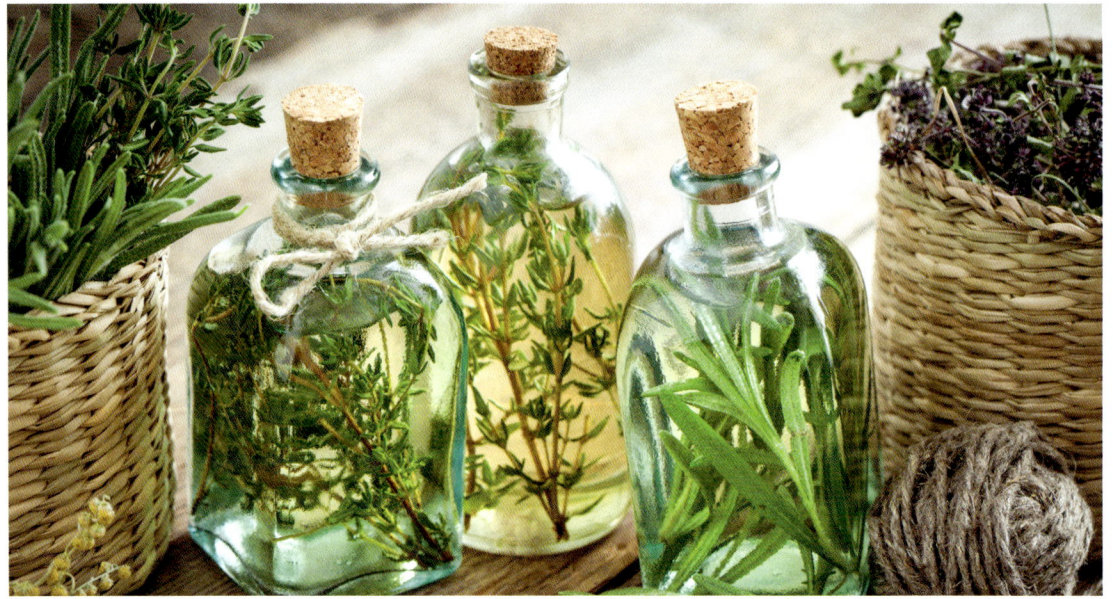

Wichtig zu wissen:
- Es gibt Lebensmittel, die „fertige" Säure direkt mitbringen, beispielsweise Essig. Andererseits gibt es Lebensmittel, die einen hohen Anteil an basischen Mineralstoffen direkt mitbringen, beispielsweise Brokkoli.
- Es gibt Lebensmittel, deren Verwertungsprozess im Körper sehr viel Säure entstehen lässt, beispielsweise Dinkel. Andererseits gibt es wiederum Lebensmittel, die keine Säuren und Basen direkt mitbringen, aber im Körper die Bildung von Basen unterstützen, beispielsweise ungesättigte Fettsäuren in hochwertigen Ölen wie Leinöl.

Achtung Phosphorsäure

Lebensmittel, die viel Phosphorsäure beinhalten, schaden dem Gleichgewicht der Säure-Basen-Balance extrem. Dazu gehört an erster Stelle die Cola, aber auch Getreideprodukte. Auch ein vollwertiges Getreide sollte daher nicht im Übermaß verzehrt werden. Greifen Sie aus Zeitmangel zum Brot? Versuchen Sie außer einer Getreidemahlzeit am Tag bewusst einen Umstieg auf Basenbildner!

Säurebildner:

- Zucker
- Süßigkeiten, Eis
- Fleisch (auch Geflügel)
- Wurst
- Milch, -produkte: Käse, Joghurt, Quark
- Raffinierte Öle und Fette (z. B. Maiskeimöl)
- Alkohol
- Limonaden, Cola
- Kohlensäurehaltige Getränke (auch Wasser)
- Softdrinks
- Kaffee (auch entkoffeiniert)
- Schwarzer Tee
- Nudeln
- Weißmehlprodukte wie Pizza
- Reis
- Soja und Sojaprodukte

- Schwach Säure bildend: Bohnen, Linsen, Kichererbsen, Spargel

Genau hinschauen:

- Nüsse
- außer Mandeln, Zedernnüsse
- Getreide
- außer frisch gekeimtes Getreide
- Tomaten roh
- außer gedämpft oder gekocht

Nur beim „Basenfasten" meiden:

- Butter, Sahne
- Knoblauch

Basenbildner:

- Gemüse (saisonal, reif)
- Kartoffeln
- Obst (saisonal, reif)
- Rohkostsalate
- Leitungswasser und stille Mineralwässer
- Keimlinge, Sprossen
- Kräuter, Gewürze
- Mandeln, frische Walnüsse
- Amaranth, Buchweizen, Quinoa
- Alle Blattsalate der Saison
- Alle Pilze
- Alle Trockenfrüchte – ungeschwefelte!
- Alle kalt gepressten Öle
- Samen: Sesamsamen, Hanfsamen, Kürbiskerne, Leinsamen, Sonnenblumenkerne
- Kokosnuss, -flocken, -milch
- Maronen
- Erdmandelflocken
- Oliven
- Weizenkeime

Wichtig zu wissen: In jedem gesunden Stoffwechsel fallen täglich Säuren an, die abgebaut werden müssen. Es ist daher notwendig, wesentlich mehr Basen- als Säurebildner aufzunehmen. Optimal ist das Verhältnis Säurebildner zu Basenbildner 20:80.

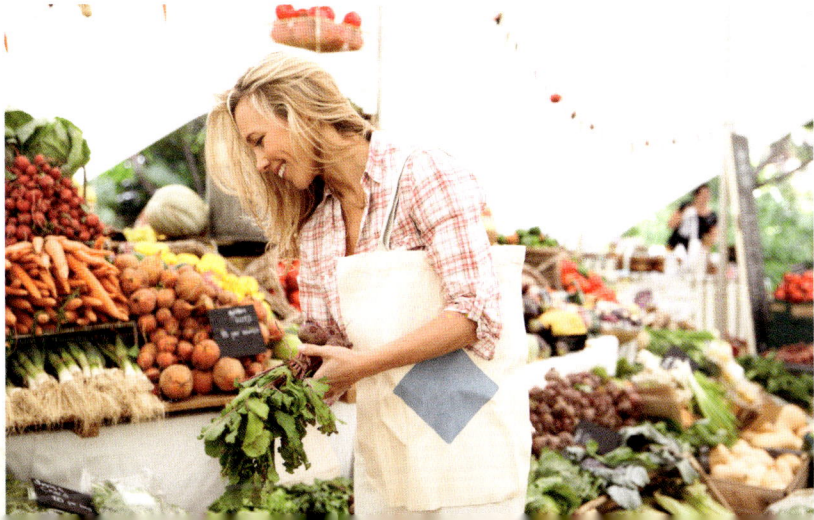

NEUE BASISCHE WEGE GEHEN

Folgen basischer Ernährung und Lebensweise

Eine basenlastige Ernährung ist eine wichtige Grundlage für einen ausgeglichenen Säure-Basen-Haushalt. Regelmäßige, moderate Bewegung unterstützt die Ernährung direkt über den Austausch von Sauerstoff und Kohlendioxid. Der Stoffwechsel wird angeregt. Ein Ausgleich über Entspannung und ein erholsamer Schlaf tragen zur notwendigen Regeneration bei.

Immunsystem
- wird widerstandsfähiger

Magen-Darm
- Linderung bei Sodbrennen
- Darmflora: Bakterienvielfalt nimmt zu
- bessere Nahrungsverwertung

Leber
- wird entlastet
- Fettstoffwechsel wird verbessert
- Cholesterinspiegel sinkt

Fettgewebe
- wird abgebaut
- produziert weniger schädliche Stoffe

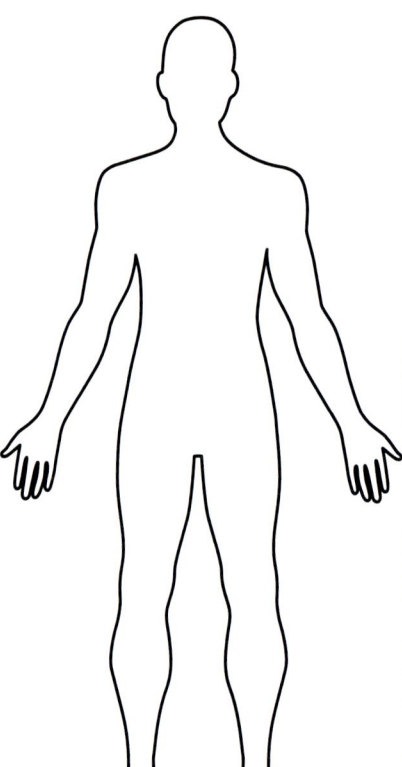

Gehirn/Nervensystem
- mehr Antrieb und Konzentration
- bessere Stimmung
- besserer Schlaf

Herz-/Kreislaufsystem
- Blutdruck sinkt
- Puls sinkt

Bauchspeicheldrüse
- Blutzuckerspiegel wird ausgeglichener

Bewegungsapparat
- Entzündungen werden gemindert
- Knochenaufbau wird gefördert
- Muskulatur wird kräftiger und entspannter
- positive Effekte bei Rheuma/Arthritis

ENTSPANNUNG

Wer stetig unter Stress steht, verspannt. Die Rückenmuskeln sind dauerhaft in Aktion und beginnen zu schmerzen. Schon einfache Entspannungsübungen wie Autogenes Training oder einfaches bewusstes Atmen können helfen, Stress zu reduzieren. Wichtig ist die regelmäßige Entspannung; es reichen fünf Minuten am Tag. Jedes tiefe Einatmen in den Bauch und langsame Ausatmen bringt Entspannung. Auch jede Art der Bewegung wie Wandern, Walken oder Schwimmen, oder auch Yoga bzw. Pilates sind geeignet, sich zu entspannen und den Körper nachhaltig zu stärken.

IN BEWEGUNG BLEIBEN

Bewegung und Sport sind wichtig für einen gesunden Stoffwechsel. Ein Bewegungsapparat, der eben nicht bewegt wird, kann Schaden nehmen. Bewegung unterstützt den Aufbau der Knochen sowie den Erhalt der Gelenke und Bandscheiben. Sie ist grundlegend für ein gesundes Herz-Kreislauf-System. Eine protektive Wirkung in Bezug auf Diabetes Typ II, Schlaganfälle und Herzinfarkte sowie Depressionen ist nachgewiesen. Die durchschnittliche Gehstrecke eines Menschen liegt heute nur noch bei 800 Metern pro Tag. 1910 waren es 20 Kilometer, 1950 noch 10 Kilometer. Wenig frische Luft und wenig Bewegung bedeuten für den Körper eine geringere Sauerstoffzufuhr; der Stoffwechsel verlangsamt sich. Müdigkeit und Trägheit sind die Folgen. Frische Luft und Bewegung bringen den Kreislauf wieder in Schwung und regen den Stoffwechsel an. Bewegung bei Tageslicht ist ideal! Wenn Sie Ihre tägliche körperliche Aktivität zunächst um die Hälfte steigern, ist das schon ein wichtiger Schritt – im wahrsten Sinne des Wortes.

Tipp: Untersuchungen zeigen, dass die Gehstrecke um 70 Prozent gesteigert wird, wenn ein Schrittzähler oder – noch besser – Aktivitätssensor getragen wird. Schrittzähler messen nur Schritte, während Aktivitätssensoren jede Art der Bewegung registrieren, auch ohne Schritte, z. B. auch bei der Schreibtischarbeit.

GUT SCHLAFEN

Für die geistige und körperliche Fitness brauchen alle Menschen ausreichend erholsamen Schlaf. Mittlerweile ist nachgewiesen, dass chronischer Schlafmangel beispielsweise das Risiko für Übergewicht und Diabetes mellitus erhöht. Ebenso wird das Herz-Kreislauf-System beeinflusst und die Immunabwehr vermindert. Es gibt unterschiedliche Ursachen für Schlafstörungen, unter anderem Mineralstoffdefizite bzw. ein gestörter Mineralstoffhaushalt. Diese können wiederum Folge eines Schlafmangels sein. So konnte in einer schwedischen Studie nachgewiesen werden, dass bereits eine schlaflose Nacht den Zinkserumspiegel absinken lässt.

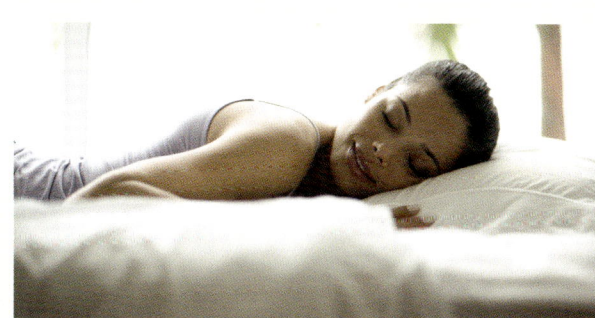

Extra-Tipps:

- Wer an Schlafstörungen leidet, sollte einen regelmäßigen Rhythmus pflegen. Sie sollten nach Möglichkeit zu festen Zeiten ins Bett gehen und aufstehen. Auch nach einer schlechten Nacht besser nicht länger liegen bleiben, sonst fühlt man sich den ganzen Tag wie zerschlagen. Wichtig ist es, die nötige Bettschwere zu erlangen und erst dann ins Bett zu gehen, wenn man müde ist. So ist es generell angebracht, eher weniger Zeit im Bett zu verbringen als sich stundenlang von der einen Seite zur anderen zu quälen: Auch wer nachts wach liegt, sollte eher kurz aufstehen, herumlaufen oder etwas lesen.

- Regelmäßige Bewegung kann bei Schlafproblemen helfen. Zu wenig körperliche Anstrengung führt dazu, dass man nicht genug ausgelastet ist und der nötige Schlafdruck ausbleibt. Nur ein bis drei Stunden vor dem Schlafengehen sollte man sich nicht sportlich betätigen. Sport regt an, und so braucht man noch genügend Zeit, um wieder zu entspannen, bevor man zu Bett geht.

- Schüßler-Salze unterstützen die Aufnahme und die Verwertung der Mineralstoffe. Sie haben sich als sanfte Hilfe bei Schlafstörungen bewährt. Nr. 7 Magnesium phosphoricum D 6 reguliert die elektrischen Spannungsveränderungen, die bei der Übermittlung von Erregungen an den Nervenfasern entstehen. Es unterstützt die Entspannung und wird daher erfolgreich bei Schlafstörungen angewendet. Nr. 7 Magnesium phosphoricum ist das einzige Funktionsmittel, das in abgekochtem heißen Wasser eine besondere Wirkung ausübt: Durch den (kurzen) Abkochvorgang werden zunächst die Gase aus dem Wasser getrieben. In Verbindung mit 7 bis 10 Tabletten Magnesium phosphoricum entsteht nun eine Lösung, die den Körper unterstützt, Fäulnisgase aus dem Darm auszutreiben. Gleichzeitig werden Entkrampfung und Entspannung gefördert. Die Lösung wird schluckweise getrunken. Dabei wird der

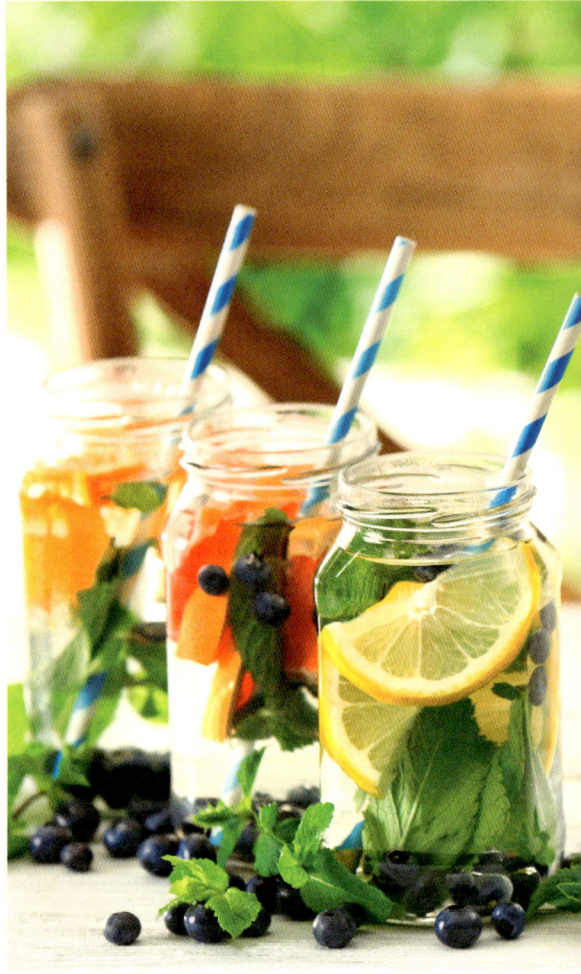

Schluck einen Moment im Mund gehalten. Die Wärme unterstützt die rasche entspannende Wirkung.

- Lebensmineral Magnesium: Stress und Hektik verbrauchen Magnesium, das jedoch Voraussetzung für den ausgeglichenen Säure-Basen-Haushalt, die Entspannung und die Energie jeder Zelle ist. Ein Magnesiummangel führt zu Stoffwechselstörungen der Zelle. Nur eine vollwertige Ernährung mit viel grünem Gemüse und Salat bietet eine Grundlage, um den Bedarf eines Erwachsenen an Magnesium (durchschnittlich 300–400 mg am Tag) zu decken. Die Aufnahme erfolgt im Dünndarm. Eine

GETRÄNKE

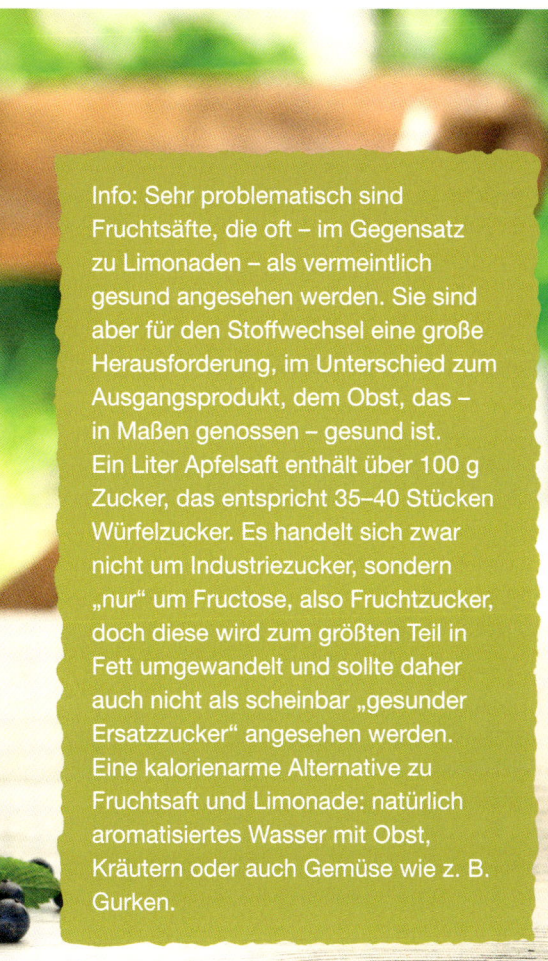

Info: Sehr problematisch sind Fruchtsäfte, die oft – im Gegensatz zu Limonaden – als vermeintlich gesund angesehen werden. Sie sind aber für den Stoffwechsel eine große Herausforderung, im Unterschied zum Ausgangsprodukt, dem Obst, das – in Maßen genossen – gesund ist. Ein Liter Apfelsaft enthält über 100 g Zucker, das entspricht 35–40 Stücken Würfelzucker. Es handelt sich zwar nicht um Industriezucker, sondern „nur" um Fructose, also Fruchtzucker, doch diese wird zum größten Teil in Fett umgewandelt und sollte daher auch nicht als scheinbar „gesunder Ersatzzucker" angesehen werden. Eine kalorienarme Alternative zu Fruchtsaft und Limonade: natürlich aromatisiertes Wasser mit Obst, Kräutern oder auch Gemüse wie z. B. Gurken.

Ganz besonders wichtig ist es, bei einer Basenkur auf eine ausreichende Flüssigkeitszufuhr zu achten. Ein erwachsener Mensch sollte ca. zwei Liter Flüssigkeit am Tag zu sich nehmen. Die genaue Menge ist individuell unterschiedlich. Der Bedarf verändert sich zum Beispiel im Sommer, wenn mehr Flüssigkeit über die Haut ausgeschieden wird.

Für Basenkuren ist es am besten, wenn Sie reines Quellwasser trinken, d. h., dass das Wasser unbearbeitet und ohne Druck direkt aus der Quelle abgefüllt wurde. Ein solches Wasser gibt es nicht nur direkt an der Quelle, sondern auch in guter Qualität einfach im Supermarkt zu kaufen. Warmes oder heißes Wasser wirkt durchspülend. Besonders am frühen Morgen nach dem Aufstehen regt es die Verdauungstätigkeit an. Ein stark verdünnter Früchte- oder Kräutertee ist eine weitere gute Möglichkeit, genug zu trinken.

Ein Beispiel für unsere verführerische, aber schädliche Umwelt sind die vielen Süßgetränke, die vor allem auch Kinder dem Wasser vorziehen. Die Ernährungskommission der Deutschen Gesellschaft für Kinder- und Jugendmedizin bewertet den Verzehr zuckerhaltiger Getränke als eigenständigen Risikofaktor für die Entstehung von Übergewicht. Eine Portion Limonade (330 ml) enthält etwa 150 Kilokalorien bzw. 40 bis 50 Gramm Haushaltszucker (10 Teelöffel). Wird eine solche Energiemenge zusätzlich täglich zu einer üblichen Ernährung aufgenommen, ohne dass andere Energieträger reduziert werden, kann dies allein zu einer Gewichtszunahme von 6,75 kg in einem Jahr führen. Ein wichtiger erster Schritt ist daher, die Aufnahme der notwendigen Flüssigkeit ausschließlich auf Wasser umzustellen. Dazu kann beispielsweise das gewohnte Getränk mit Wasser zunehmend verdünnt werden, um den Geschmack langsam wieder umzustellen.

Überdosierung mit natürlichen Lebensmitteln ist unmöglich. Gesunde Nieren scheiden zudem ein Zuviel an Magnesium aus. Auch bei kontinuierlicher Einnahme verschiedener Medikamente (z. B. Cortison, Kontrazeptiva/Pille) steigt der Magnesiumbedarf an. Magnesium ist ebenfalls wichtig für das Nervensystem, die Muskulatur, den Hormonhaushalt, Zähne und Knochen und die Aktivierung von Enzymen. Andauernder Magnesiummangel führt zum Beispiel zu Stoffwechselstörungen, Herzrhythmusstörungen, Blutdruckschwankungen, hohem Blutdruck und Krämpfen. Die Stressempfindlichkeit wird erhöht, ein Teufelskreis beginnt.

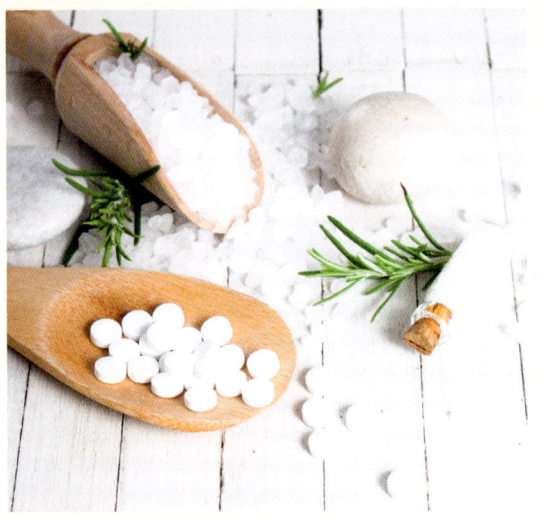

Calcium: Baustoff für Knochen und Zähne, Steuerung der Herzfunktion, Blutgerinnung
Eisen: Sauerstoffaufnahme, Steuerung der Körperwärme
Kalium: Reizübertragung, Eiweißaufbau
Magnesium: Energiehaushalt, Muskeltätigkeit, Enzymaktivierung
Natrium: Flüssigkeitshaushalt, Zellteilung

Unser Körper muss das Gleichgewicht zwischen Säuren und Basen unabdingbar herstellen. Ein Überschuss an Säuren oder/ und eine mangelhafte Zufuhr an basischen Mineralstoffen führt daher dazu, dass wichtige körperliche Funktionen eingeschränkt und basische Mineralstoffe aus den Geweben (z. B. den Knochen) herausgelöst werden.
In jedem Körper fallen täglich als Ergebnis des Stoffwechsels Säuren an. Je mehr basische Mineralien über die Ernährung zur Verfügung gestellt werden, umso besser können Säuren im Körper abgebaut werden. 70–80 Prozent der Ernährung sollten daher idealerweise aus basenbildenden Nahrungsmitteln bestehen. Die basische Ernährung ist das Fundament der basischen Kuren.

MINERALSTOFFE DES LEBENS

Die Mineralstoffversorgung entscheidet über die Balance des Säure-Basen-Haushaltes. Der menschliche Organismus ist darauf angewiesen, die Mineralstoffe über die Nahrung aufzunehmen. Vor allem die basischen Mineralstoffe Calcium, Eisen, Kalium, Magnesium und Natrium müssen ausreichend zur Verfügung stehen. Sie binden Säuren und haben im Körper weitere wesentliche Funktionen, z. B.:

Schüßler-Salze als ideale Begleiter

Schüßler-Salze sind verdünnte Mineralstoffverbindungen (= Salze). Sie sind nach ihrem Erfinder und Entdecker Dr. Wilhelm Heinrich Schüßler (1821–1898) benannt. Sein Ziel war, den gestörten Mineralstoffhaushalt kranker Zellen wieder zu normalisieren.

Schüßler empfahl 12 Mineralstoffverbindungen, die bis heute als Schüßler-Salze (Basis-Salze) bekannt sind:

Nr. 1 Calcium fluoratum (D 12)
Nr. 2 Calcium phosphoricum (D 6)
Nr. 3 Ferrum phosphoricum (D 12)
Nr. 4 Kalium chloratum (D 6)
Nr. 5 Kalium phosphoricum (D 6)
Nr. 6 Kalium sulfuricum (D 6)
Nr. 7 Magnesium phosphoricum (D 6)
Nr. 8 Natrium chloratum (D 6)
Nr. 9 Natrium phosphoricum (D 6)
Nr. 10 Natrium sulfuricum (D 6)
Nr. 11 Silicea (D 12)
Nr. 12 Calcium sulfuricum (D 6)

SO HELFEN DIE SCHÜßLER-SALZE

Nr. 12 Calcium sulfuricum D 6
Eiweißabbau
Löst Stagnation
Cellulite: chronischer Bedarf

Nr. 6 Kalium sulfuricum D 6
Tiefenreinigung
Bauchspeicheldrüse +
Völlegefühl: akuter Bedarf

Nr. 7 Magnesium phosphoricum D 6
Dämpft Schokoladenhunger
Knochenaufbau
Entkrampfend, entspannend

Nr. 5 Kalium phosphoricum D 6
Dämpft diffusen Hunger
Nerven- und Muskelkraft +
Gewebeaufbau +

Nr. 8 Natrium chloratum D 6
Stärkt die Niere
Flüssigkeitshaushalt +
Gewebeaufbau +

Nr. 4 Kalium chloratum D 6
Regt die Drüsen an
Schleimhaut +
Eiweißaufbau +

Nr. 9 Natrium phosphoricum D 6
Säureabbau +
Fettstoffwechsel +
Lymphe +

Nr. 3 Ferrum phosphoricum D 12
Immunsystem +
Stoffwechsel +
„Erste Hilfe"

Nr. 10 Natrium sulfuricum D 6
Leber +
Darm +
Wasserausscheidung +

Nr. 2 Calcium phosphoricum D 6
Knochen- und Zahnaufbau +
Regeneration +
Entspannung +

Nr. 11 Silicea D 12
Löst abgelagerte Säuren
Knochen, Knorpel +
Haut, Haare, Nägel +

Nr. 1 Calcium fluoratum D 12
Elastizität der Gewebe +
Knochen und Zähne +
Gefäßwände und Haut +

Säureabbau mit Schüßler-Salzen

Die Puffer- und Ausscheidungssysteme des Körpers können mit den Schüßler-Salzen angeregt und gestärkt werden.

> **So helfen die Schüßler-Salze:**
> - **Darm entlasten** mit dem Schüßler-Salz Nr. 10
> - **Leber stärken** mit den Schüßler-Salzen 4 und 10
> - **Niere unterstützen** mit dem Schüßler-Salz Nr. 8
> - **Lymphfluss fördern** mit dem Schüßler-Salz Nr. 9

Die Stoffwechselkur greift exakt diese Mittel auf und ist damit gleichzeitig eine wertvolle Unterstützung für den Säure-Basen-Haushalt. Wenn bereits eine Belastung mit Säureablagerungen besteht, sollte alternativ auch die folgende Kur zur Regulierung der Säure-Basen-Balance durchgeführt werden.

Die Basenkur mit Schüßler-Salzen

- **Ziele der Kur:** Säureabbau, Entgiftung, verbesserter Stoffwechsel
- **Anwendung bei:** Säurebeschwerden, Abnehmblockaden, Rheuma, Gicht, chronischen Erkrankungen
- **Add-on (Beispiele):** Antazida, Protonenpumpenhemmer (z. B. Pantoprazol, Omeprazol), Aluminium- und Karbonatverbindungen
- **Hauptmittel:** Nr. 9 Natrium phosphoricum

Schüßler-Salze	Wirkung	Einnahmeempfehlung Tabl./Tag
Nr. 8 Natrium chloratum D 6	reguliert den Flüssigkeitshaushalt, stabilisiert die Niere	7–10
Nr. 9 Natrium phosphoricum D 6	baut überschüssige Säuren ab	7–10
Nr. 10 Natrium sulfuricum D 6	stärkt Leber und Darm	7
Optional zusätzlich: Nr. 23 Natrium bicarbonicum D 6	gegen Trägheit des Stoffwechsels, Diabetes, Gicht, Harnsäurebildung	5–7

DER GESUNDE DARM

Unser Darm ist ein Multifunktionsorgan, das alle Rekorde im menschlichen Körper bricht: mit ca. 200 m^2 Oberfläche ist er flächenmäßig unser größtes Organ. Der Darm wird auch als „Bauchhirn" bezeichnet und umfasst ca. 100 Millionen Nervenzellen. Er bildet den wichtigsten Teil unseres Immunsystems. Rund um die Uhr ist unser Darm damit beschäftigt, das zu verarbeiten, was ihm über die Nahrung zugeführt bzw. zugemutet wird: 50.000 Liter Flüssigkeit und ca. 30 Tonnen

Speisen werden in einem (durchschnittlichen) Menschenleben durch diesen Muskelschlauch bewegt und verarbeitet. Vom ersten Bissen im Mund bis zur Ausscheidung der unverdaulichen Bestandteile wird die Nahrung mit Verdauungssäften durchmischt, durchgeknetet und zerkleinert. Eiweiße, Fette und Kohlenhydrate werden in kleinste Bausteinchen zerlegt. Die Darmwandzellen nehmen die Nährstoffe auf, die über das Blut und die Lymphflüssigkeit an ihre Bestimmungsorte transportiert werden. Störungen im Darm schränken die Aufnahme der wertvollen Nährstoffe ein. Darüber hinaus belastet eine eiweißlastige Ernährung den Darm und in der Folge die Leber sowie die Balance im Säure-Basen-Haushalt. Beim Eiweißabbau entsteht Ammoniak, das in der Leber zu Harnstoff umgewandelt und über die Niere ausgeschieden wird. Fällt viel Ammoniak an, wird die Leber belastet.

Mehr als 100 Billionen Bakterien leben im Darm des Menschen und unterstützen die Nahrungsverwertung. Wenn die Besiedlung mit Bakterien im Darm verändert oder gestört ist, hat dies vielfältige Konsequenzen. Die Bakterien der Darmflora gehören zu großen Teilen zu zwei verschiedenen Stämmen: dem Stamm der Bacteroidetes und dem Stamm der Firmicutes. Bei einem Überhang an Firmicutes-Bakterien werden gesunde Ballaststoffe, die in allen pflanzlichen Lebensmitteln enthalten sind, zu „Kalorienbomben". Diese Bakterien sorgen dafür, dass komplexe Kohlenhydrate letztendlich zu Fett (Triglyceride) umgebaut werden. Sehr fragwürdig erscheinen vor diesem Hintergrund die industriellen Nahrungsmittel, die mit Ballaststoffen angereichert sind.

> Unterstützen Sie die Darmflora mit den Schüßler-Salzen Nr. 2 Calcium phosphoricum D 6, Nr. 8 Natrium chloratum D 6, Nr. 10 Natrium sulfuricum D 6 und dem Erweiterungsmittel Nr. 22 Calcium carbonicum D 6.

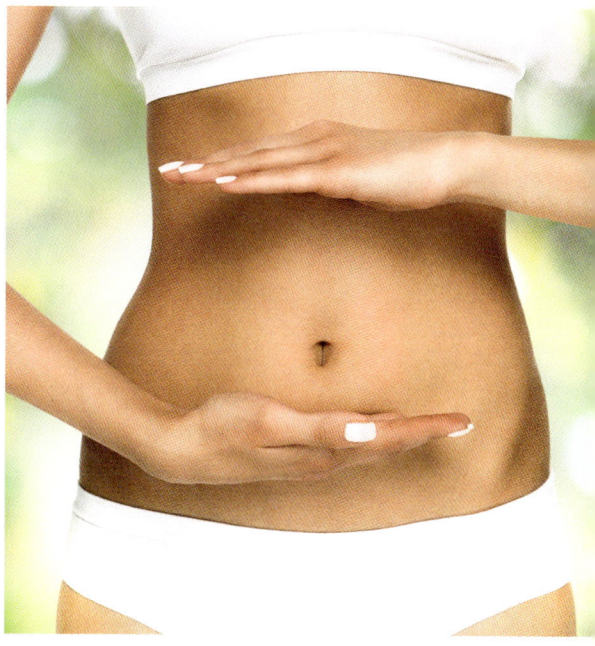

Darmreinigung mit Glaubersalz beim Basenfasten

Falls Sie ein Basenfasten durchführen möchten, gehört dazu die Darmreinigung, um den Darm vor allem zu Beginn des Fastens optimal zu entleeren. Bei der Basenfastenwoche wird Glaubersalz zur Darmreinigung alle 2–3 Tage empfohlen. Glaubersalz ist ein Natriumsulfat, das Sie sich in der Apotheke besorgen können. Wenn Ihnen der Geschmack nicht gefällt, können Sie auch Bittersalz nehmen, welches die gleiche Wirkung hat, nur etwas anders schmeckt. Als Zeitpunkt der Ersteinnahme sollten Sie einen Tag wählen, am dem Sie keine weiteren Termine haben, denn wenn die Wirkung einmal einsetzt, sollten Sie immer in der Nähe einer Toilette sein. Wann die Wirkung einsetzt, ist von Mensch zu Mensch unterschiedlich. Halten Sie sich beim Einnehmen an die Packungsbeilage. Da das Glaubersalz die Darmschleimhäute reizt, sollte es von Menschen mit empfindlichem Darm nicht genommen werden. Lassen Sie sich beraten, ob und wie Sie die Darmreinigung durchführen können. Wenn Sie fasten, sollten Sie dies ohnehin immer in Begleitung eines ausgebildeten Fastenberaters tun.

DAS BASENBAD

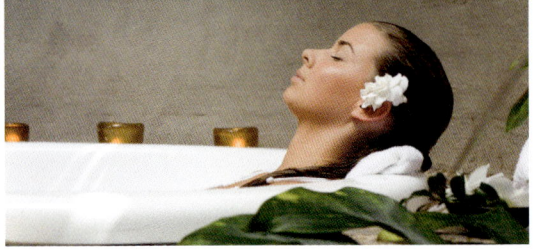

Die basischen Inhaltsstoffe eines Basenbades bieten eine hervorragende Möglichkeit, das Säure-Basen-Gleichgewicht des Körpers auf sanfte und pflegende Weise zu unterstützen. Ihre ganz persönliche Heilquelle wird zur Oase der Regeneration, weil sie

- die Ausscheidung von belastenden Stoffen und Säuren über die Haut fördert
- eine „Auszeit" zur Entspannung und Energetisierung bietet
- die Reinigung, Durchblutung und Selbstfettung der Haut anregt
- eine vitale Ausstrahlung, die Straffung des Bindegewebes und den angenehmen Geruch der Haut fördert

Leben entsteht im basischen Milieu

Alles Leben entspringt dem Wasser – basischem Wasser. Das Meer – in natürlicher Reinheit – weist einen pH-Wert von 8–8,5 auf. „Basisch" beinhaltet das Wort „Basis". Jedes Baby wächst im Mutterleib in einer basischen Umgebung heran. Auch die Haut eines Babys ist basisch und duftet wunderbar. Wenn die Haut beginnt, Säuren auszuscheiden, verändert sich ihr pH-Wert und liegt durchschnittlich bei pH 5,5. Ob dies einen notwendigen „Säureschutzmantel" der Haut darstellt oder nicht, ist heute umstritten. Tatsache ist, dass zu viel Kosmetik die Haut belastet und die vielfach propagierte Pflege mit „sauren" Produkten oft einen Teufelskreis darstellt. So wird die Haut beispielsweise in duftenden Bädern entfettet und belastet, um anschließend die daraus resultierende Trockenheit mit „sauren" Lotionen zu überwinden. Immer mehr Menschen reagieren empfindlich oder allergisch auf die vielen chemischen Stoffe, die der Haut auf diese Weise zugemutet werden.

Basische Körperpflege

Basische Hautpflege regt den Körper über die Haut dazu an, überschüssige Säuren abzugeben. Baden im basischen Wasser ist Baden im Ursprung. Das Baden in basischen Wässern wurde und wird zur Stärkung der Gesundheit – insbesondere bei Hauterkrankungen – empfohlen. Kleopatra soll den Erzählungen nach als Geheimrezept ihrer Schönheit das Baden in basisch wirkender Eselsmilch genutzt haben. Menschen reisten weite Strecken zu Heilquellen oder ans Meer, um den Nutzen zu erfahren. Heute haben wir die Möglichkeit, im Alltag zu Hause den Vorteil der basischen Anwendungen zu nutzen und zu genießen. Dazu bedarf es eines Zusatzes, der das Badewasser auf einen pH-Wert von 8–8,5 erhöht.

Ein gutes Basenbadpulver verwöhnt Sie mit natürlichem Meersalz, weißer Tonerde und Magnesium. Die basischen Inhaltsstoffe bieten eine hervorragende Möglichkeit, das Säure-Basen-Gleichgewicht des Körpers auf sanfte und pflegende Weise zu unterstützen.

Die beste Hautpflege stellt unsere Haut selbst her: Fett, Schweiß und Talg. Basische Bäder regen die Regeneration der Haut an. Ein reines Natronbad würde die Haut allerdings nur „auslaugen".

> Bitte beachten: Das konzentrierte Badesalz nicht auf Schleimhäute, Augen, offene Hautstellen oder verletzte Haut auftragen. Bei hohem Blutdruck und Herz-/Kreislaufbeschwerden vor der Anwendung einen Arzt befragen. Alternativ zum Vollbad können basische Teilbäder, Auflagen, Masken und Peelings angewendet werden.

Das Vollbad

Das Vollbad im basischen Badesalz ist die intensivste Form der Anwendung.

Vorbereitung: Damit Sie das Basenbad genießen können, bereiten Sie alles so vor, dass Sie während des Badens nicht gestört werden. Legen Sie sich neben den persönlichen Dingen (z. B. ein Buch) eine Bürste oder einen Waschlappen zurecht und stellen Sie sich Wasser zum Trinken hin. Denken Sie daran, bereits vorher ausreichend zu trinken, denn Wasser ist das „Transportschiff" der Ausscheidung.

Dosierung: Für ein Vollbad werden 3–4 EL Badesalz in das Wasser gegeben. Der pH-Wert des Wassers sollte mindestens 8 sein. Je nach Wasserhärte kann die Menge des Badesalzes, das dazu ins Wasser gegeben werden muss, unterschiedlich sein. Zur Überprüfung dienen Messstreifen.

Die Badetemperatur sollte bei 35–39 °C liegen. Nach ca. 20 Minuten Baden tritt der Effekt der Ausscheidung ein. Jede Minute danach entlastet den Körper. Die Poren öffnen sich, Schweiß- und Talgdrüsen beginnen mit ihrer Arbeit.

Wählen Sie ein Basenbad, das nicht zu grobkörnig ist und sich gut zur Anwendung sowohl zum Baden als auch für Waschungen und Auflagen, zum Auftragen als Maske oder als Peeling eignet.

Ein leichtes Bürsten der Haut mit einer Bürste oder einem Waschlappen unterstützt die Lösung abgestorbener Hautzellen, macht den Weg frei zur Ausscheidung und regt den Stoffwechsel an. Wenn das Wasser abkühlt, sollten Sie warmes Wasser nachlaufen lassen. Wenn Sie mehr als 10 Prozent der Wassermenge neu auffüllen, geben Sie noch einen Esslöffel Badesalz hinzu.

Tipp: Geben Sie keine anderen Zusätze, auch keine Duftöle, in das Badewasser. Wenn Sie im Bad einen Duft genießen wollen, nutzen Sie eine Duftlampe mit Ihrem Lieblingsduft.

Badedauer: Eine ideale Badezeit beträgt bis zu einer Stunde.

Nach dem Basenbad: Die Haut sollte nur trocken getupft und nicht (zu stark) abgeduscht werden, damit die durch die Anregung erzielte Selbstfettung erhalten bleibt. Die Wirkung des Basenbades entfaltet sich optimal, wenn die Haut nach dem Baden nicht eingecremt wird. Falls Sie eine Hautpflege auftragen wollen, achten Sie darauf, dass diese keine belastenden Stoffe (z. B. Parabene, Silicone) beinhaltet. Wenn Sie das Gefühl haben, die Haut „arbeitet" weiter und es wird Ihnen unangenehm, können Sie auf einen Liter Wasser einen Spritzer Essig geben und sich mit diesem verdünnten Essigwasser abtupfen. Der weitere (Ausscheidungs-)Prozess wird sofort gestoppt.

Gönnen Sie sich Ruhe nach dem Bad. Nutzen Sie die Möglichkeit, bei Ihrer Lieblingsmusik zu entspannen, zu meditieren oder einfach den Gedanken freien Lauf zu lassen.

Mit hoher Wahrscheinlichkeit bildet sich nach Ablaufen des Badewassers durch die Reinigung und Ausscheidung bedingt in der Badewanne ein Schmutzrand. Er kann mit einem haushaltsüblichen Reiniger entfernt werden.

Die Anwendung eines Basenbades kann wöchentlich erfolgen. Im Rahmen einer Stoffwechsel- oder Fastenkur werden über einen Zeitraum von vier bis sechs Wochen zweimal wöchentlich Bäder empfohlen.

Tipp: Wenn Sie vor und nach dem Basenbad mit einem Teststreifen den pH-Wert des Badewassers messen, werden Sie feststellen, dass der pH-Wert nach dem Bad gesunken ist. Ein gutes Zeichen!

BASISCHE KÜCHE MIT GENUSS: BASICS UND SUPERFOOD-REZEPTE

GRUNDREGELN DER BASISCHEN KÜCHE

Mit Achtsamkeit kann im alltäglichen Leben ein großer Gewinn für den Säure-Basen-Haushalt erzielt werden. Einerseits ist es schwierig, die gewohnte Ernährung zu verändern. Andererseits ist es eine spannende Möglichkeit, Neues zu entdecken, was Freude und Genuss bereiten kann.

Nur zwei bis drei Mahlzeiten am Tag! Und: Essen Sie sich satt!

Früher wurde empfohlen, neben drei Hauptmahlzeiten zwei bis drei Zwischenmahlzeiten einzunehmen. Das ist heute vollkommen überholt. Im Gegenteil: Es macht krank. Heute werden drei Mahlzeiten am Tag empfohlen, die dann richtig sättigen. Wenn Sie sich darauf konzentrieren, fällt die Vorbereitung leichter und

Ihr Tag bekommt Struktur. Der Naturheilkundler Prof. Dr. Andreas Michalsen empfiehlt sogar nur zwei Mahlzeiten am Tag und spricht von einer neuen Form gesunden Fastens („Time-Restricted Feeding", „Intervallfasten"). Hierbei ist wesentlich, dass Sie sich nicht kasteien und hungern, sondern Ihre Mahlzeiten dazu nutzen, sich mit Freude mit Vitalstoffen zu versorgen.

Ein Imbiss „to go" und auch die scheinbar gesunden Müsli-Chia-Riegel und Co., im Grunde alle Zwischenmahlzeiten, sind für den Körper eine Riesenbelastung. Außerdem fördern sie die Gewichtszunahme, da sie zur Insulinausschüttung führen. Eine andauernde Insulinausschüttung verhindert die Fettverbrennung und führt zu vielfältigen Stoffwechselproblemen.

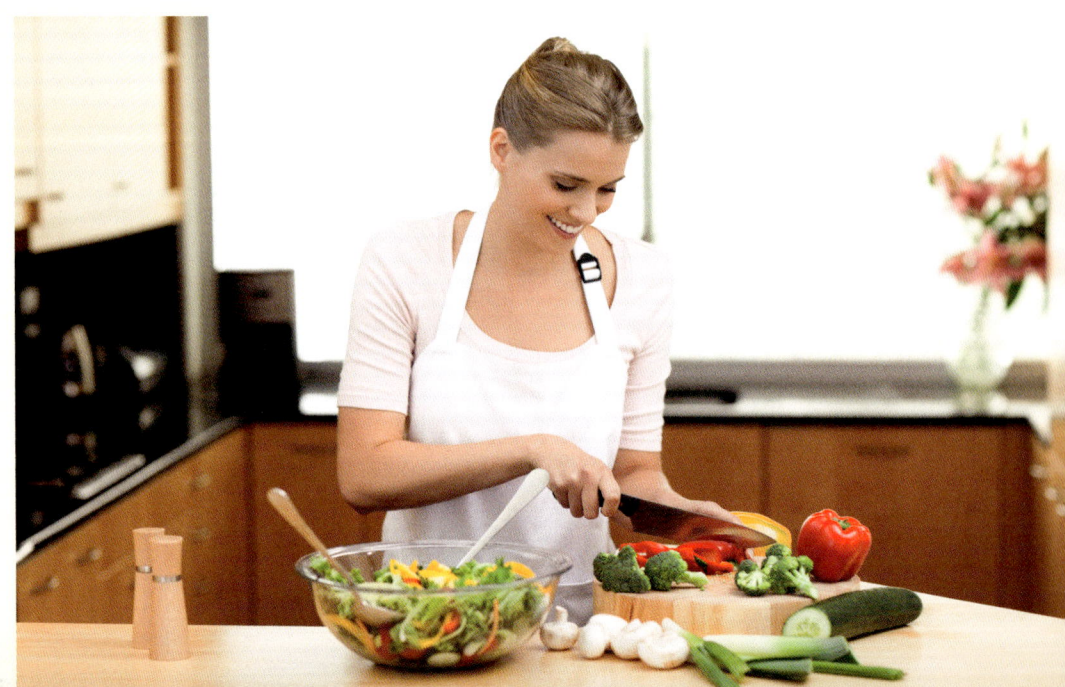

Ernährungsgrundregeln der basischen Kuren:

- Richten Sie Ihre Aufmerksamkeit auf die Basenbildner. Welche kennen Sie und welche schmecken Ihnen besonders gut? Welche sind neu für Sie und wann und wie wollen Sie sie ausprobieren?
- Nehmen Sie sich Zeit, einen (wöchentlichen) Einkaufszettel zu erstellen. Ist die Grundausstattung der basischen Küche komplett? Welches Obst, welches Gemüse hat Saison? Wie viel Zeit haben Sie für Einkaufen, Essen zubereiten …?
- Wenn Sie Säurebildner wie Fleisch gerne essen, gewöhnen Sie sich den Verzehr eines Vorspeisensalats an und achten Sie auf basische Beilagen wie Kartoffeln und Gemüse.

- Obst sollte nur in geringer Menge, möglichst morgens, auf dem Speiseplan stehen. Hauptnahrungsmittel sollte Gemüse sein (Verhältnis 1:3).
- Langsam essen! Gut kauen schließt die Nahrung auf, fördert die wichtige Speichelbildung und das Sättigungsgefühl.
- Immer meiden: Softdrinks und Fertiggerichte.
- Achtung: Süßstoffe haben viele negative Effekte und steigern den Appetit.
- Nehmen Sie möglichst nur drei Mahlzeiten am Tag ein.
- Achten Sie auf ausreichend Schlaf.
- Essen Sie Rohkost nur, wenn Sie sie gut vertragen und nicht nach 18 Uhr.

GEMÜSE SCHONEND ZUBEREITEN

Blanchieren

Beim Blanchieren wird Gemüse nur für wenige Minuten in kochendes Wasser gegeben und dann in Eiswasser abgeschreckt, damit es schön bissfest bleibt und nicht weitergart. Blanchiertes Gemüse, z. B. Zucchini, kann in Aufläufen verwendet oder gefüllt werden. Zum Blanchieren ist jede Gemüsesorte geeignet, Pilze allerdings weniger, da sie sich schnell mit Wasser vollsaugen und dann an Geschmack verlieren.

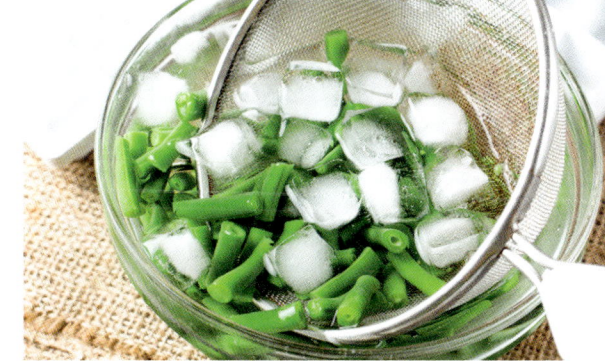

Dünsten

Beim Dünsten werden die Gemüsestücke ohne Fett in wenig Flüssigkeit wie Brühe, Wasser oder Wein gegart. Dies gehört neben dem Dämpfen zu den schonendsten und gesündesten Zubereitungsarten. Zum Dünsten geeignet ist jede Gemüseart. Dünsten kann man im Backofen und auf dem Herd.

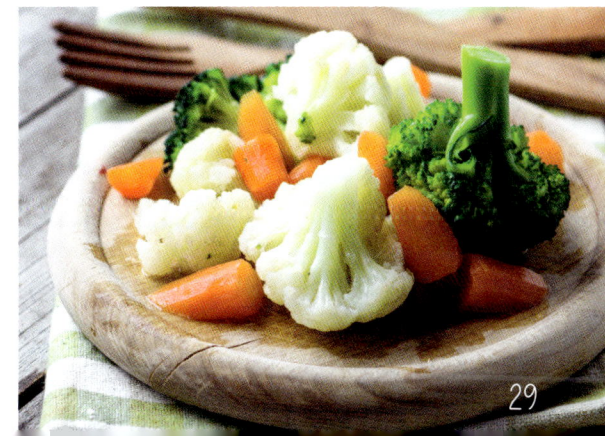

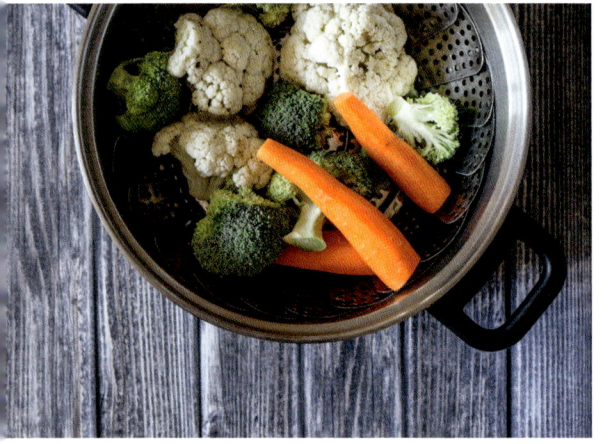

Dampfgaren

Dampfgaren im Gemüsedämpfer ist die schonendste Art, Gemüse zu erhitzen. Die natürlichen Vitalstoffe bleiben, anders als beim Kochen im Wasser, weitgehend erhalten und es muss nicht mehr viel nachgewürzt werden. In einem Dämpftopf oder im Dampfdrucktopf gart das Gemüse ohne Fett, nur in 100 °C heißem Wasserdampf. Farbe, Struktur und Eigengeschmack sowie sämtliche Nährstoffe bleiben bei dieser Garmethode am besten erhalten. Geeignet sind hierfür alle Gemüsesorten mit feinem Geschmack.

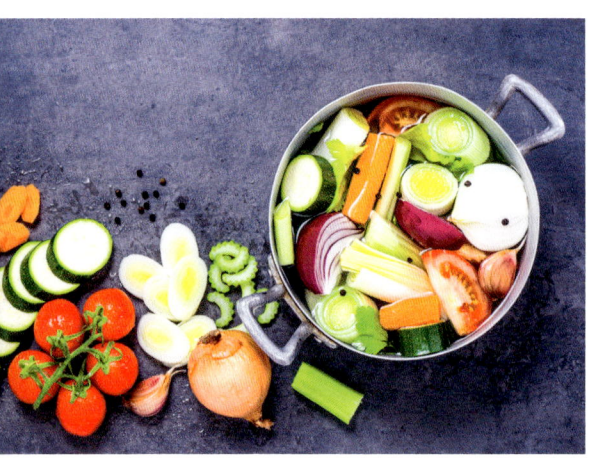

Kochen

Das Gemüse wird in kochende Brühe oder Salzwasser gegeben und je nach Sorte unterschiedlich lange gekocht, bis es weich bzw. noch bissfest ist. Gekocht werden können alle Gemüsesorten. Grüne Bohnen müssen zum Beispiel auf jeden Fall gekocht werden, da sie roh giftig sind.

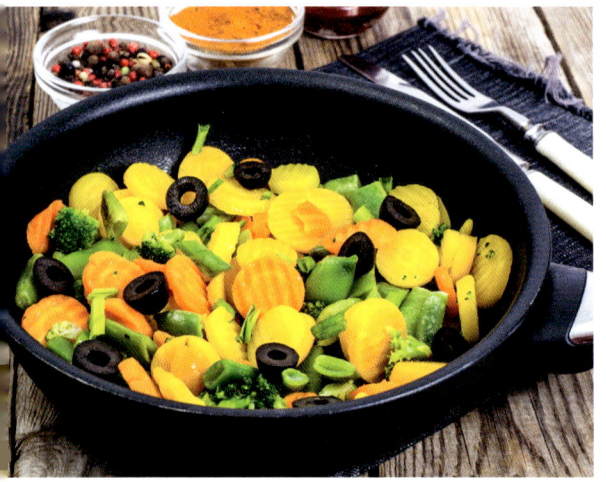

Schmoren

Geschmort wird Gemüse für einige Minuten in der Pfanne in wenig Fett. Wenn es gut mit Fett überzogen ist, wird meist eine Flüssigkeit wie Brühe, Wasser, Kochsud, Wein oder Sahne dazugegeben und das Gemüse bei geringer Temperatur gar geschmort. Zum Schmoren können Butter, Öl und Butterschmalz verwendet werden. Geeignet sind auch hier alle Gemüsesorten.

Pfannenrühren

Diese Art des kurzen Schmorens in der Pfanne kommt aus Asien, wo Gemüse sehr bissfest und knackig gegessen wird. Das bevorzugte Kochgerät ist hier der Wok. Hierin wird das zerkleinerte Gemüse in heißem Öl unter ständigem Rühren 2–3 Minuten geschmort, dann zum Abtropfen an den Rand geschoben. Zum Pfannenrühren sind alle Gemüsesorten, aber auch Sprossen oder Pilze geeignet.

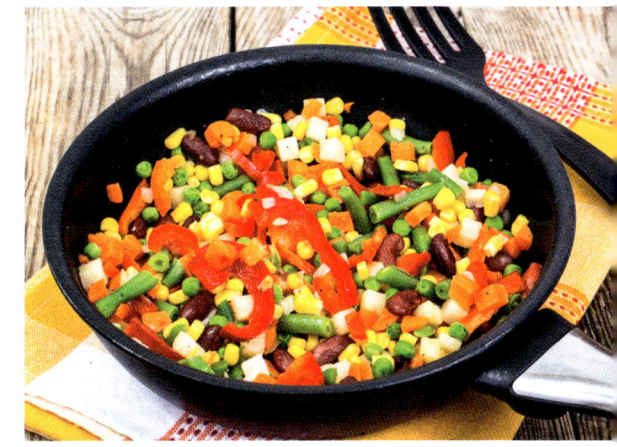

Backen im Backofen

Gemüse kann in bestimmten Fällen im Backofen gegart werden. Zum Beispiel werden Auberginen gebacken, um dann zu Mus verarbeitet zu werden. Bei Zubereitungsarten wie Tarte, Quiche, Auflauf und gefülltem Gemüse ist Garen in einer Form im Backofen durchaus gerechtfertigt, auch wenn viele Nährstoffe dabei verlorengehen.

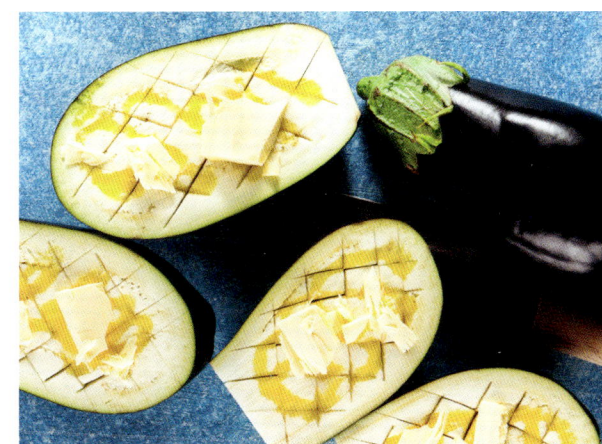

SPROSSEN SELBST ZIEHEN

Keime und Sprossen geben jedem Gericht einen pikanten Geschmack und sind sehr gesund. Sie sind selbst nach der Ernte noch lebendig und enthalten die für den Körper so wichtigen Proteine, Vitamine, Aminosäuren und Mineralstoffe. Besonders Vitamin C und Vitamin B, Eisen, Zink, Kalium, Calcium und Magnesium sind in großer Menge in den Sprossen enthalten. Sprossen sind außerdem sehr reich an aktiven Enzymen, wertvollen Antioxidantien und anderen Vitalstoffen. So kann man Keime und Sprossen auch zum Superfood zählen. Die Sprossen können Sie selbst auf der Fensterbank ziehen.

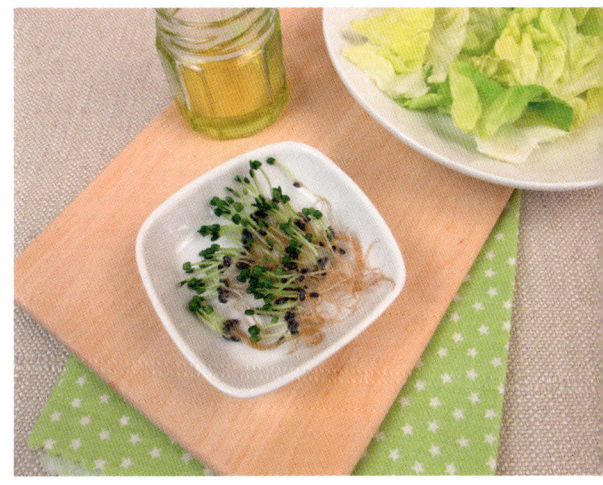

Zum Keimen eignen sich z. B. folgende Samen: **Buchweizen, Dinkel, Kichererbsen, Sonnenblumenkerne, Lupinen, Sesam, Kresse**

Die Samen Ihrer Wahl werden zunächst je nach Sorte 4 bis 12 Stunden im Einweckglas oder in einem modernen Keimgerät, beispielsweise einem Sprossenturm, eingeweicht. Anschließend wird die Flüssigkeit abgeschüttet. Das Einweckglas wird mit einem Tuch bedeckt. Mindestens zwei Mal täglich werden die Sprossen durchgespült. Beim Einweckglas müssen Sie die Wasser- und Luftzufuhr selbst regulieren und darauf achten, dass die Keimlinge nicht im Wasser liegen, damit sie nicht anfangen zu schimmeln. Das Keimgerät reguliert Wasser- und Luftzufuhr automatisch. Das Wasser fließt dort von der obersten Schale in die unterste und wässert so alles gleichmäßig. Wann die Sprossen geerntet werden können, ist unterschiedlich; die meisten sind jedoch nach 3–7 Tagen reif.

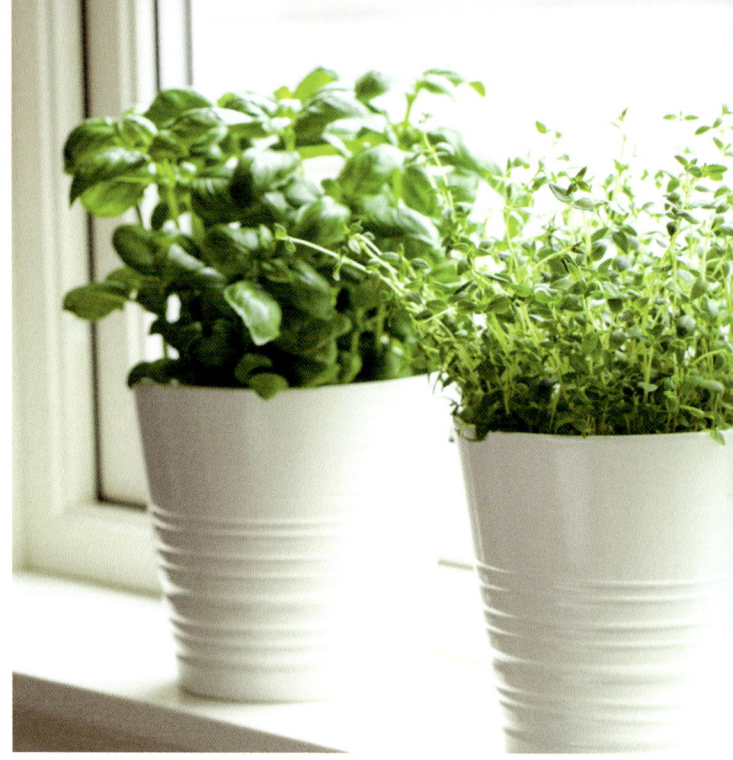

Linsen stammen aus Zentralasien. Die kleinen braunen und rötlichen Linsensorten haben meist mehr Geschmack als die größeren gelblichen Arten. Mit 25 Prozent haben Linsen einen recht hohen Proteingehalt. Auch Vitamin B, Eisen und Phosphor stecken in den Hülsenfrüchten. Der geringe Gehalt an Vitamin C und E wird durch das Auskeimen erhöht. Linsenkeime können roh als Saat gegessen werden oder auch leicht gedämpft mit Butter und Gewürzen.

Hirse ist neben Gerste das wohl älteste von Menschen kultivierte Getreide. Hirse hat einen besonders hohen Gehalt an Eisen und Niacin sowie an Kieselsäure, Phosphor und Vitamin B2. Hirse ist die alkalihaltigste aller Getreidesorten und sehr leicht verdaulich. Gekeimte Hirsekörner gemischt mit Weizenmehl schmecken als Brot. Gedämpfte Hirsekeime können mit Butter und etwas Selleriesalz genossen werden. Hirse hat einen süßlichen Geschmack, fast so wie Mais.

Extra-Tipps:
Besonders gut zur Keimlingszucht eignen sich Bohnen, Linsen und Hirse. Bohnen haben den höchsten Gehalt an Proteinen von allen Gemüsearten, nämlich 20–30 Prozent, Sojabohnen enthalten sogar bis zu 40 Prozent Eiweiß. Außerdem bringen Bohnen Eisen, Phosphor, Kalium und die Vitamine B1 und B2 mit. Die meisten Bohnenarten keimen leicht und können vielfältig verwendet werden. Jede Bohnenart hat ihren eigenen, individuellen Geschmack.

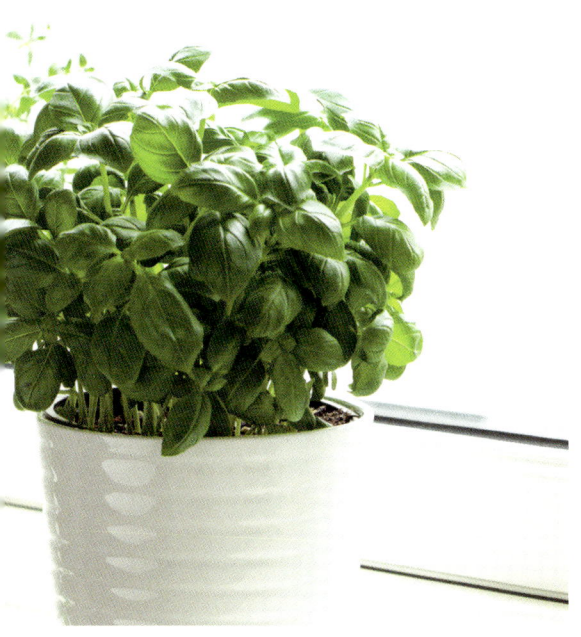

KLEINE KRÄUTERKUNDE

Kräuter und Gewürze haben seit ewigen Zeiten einen besonderen Platz in der gesunden Küche. Man kann Kräuter gut aus Samen selbst ziehen. Im Frühjahr werden sie dazu in kleinen Pflanztöpfchen aus Torf auf der Fensterbank vorgezogen, um dann später in den locker sandigen Boden des Gartens umgesetzt zu werden. Sie können die Setzlinge natürlich auch kaufen. Die Kräuter sollten Sie im Garten in die Sonne setzen, nicht in den Schatten. Im Herbst sollten die Pflanzen zurückgeschnitten werden und mit Torf, Rindenhumus oder Stroh können Sie sie vor Frost schützen.

Kräuter sammeln

Für das Sammeln sollten Sie einen Kurs unter fachlicher Anleitung mitgemacht haben, um giftige und ungiftige Kräuter, die sich zum Verwechseln ähnlich sehen, unterscheiden zu können. Frische Kräuter kann man von Ende Februar bis in den November hinein pflücken. Den größte Wirkstoffgehalt haben die Blüten zu Beginn der Blütezeit, die Blätter vor und während der Blütezeit, die

Wurzeln im zeitigen Frühjahr oder im Herbst und die Früchte zur Zeit der Reife.

Kräuter trocknen

Auch im Winter hat man gerne die leckeren und gesunden Kräuter parat. Dafür eignet sich das Trocknen. Vor und nach der Blüte ist dafür der richtige Zeitpunkt. Dazu die Kräuter abbrausen und am nächsten Tag ernten und zusammenbinden. Locker mit einem Band an einem luftigen, warmen Ort oder auf dem Dachboden aufhängen. Sie können die Kräuter auch auf Tüchern oder unbedrucktem Papier ausbreiten. Nur wirklich trockene Kräuter für den Winter aufbewahren, und zwar in farbigen Gläsern (vor Licht schützen) oder verschließbaren Schachteln; keine Plastikbehälter oder Blechdosen verwenden.

Kräuter tiefkühlen

Kräuter eignen sich ideal zum Einfrieren. Dafür die gewaschenen und fein gehackten Kräuter in einen Eiswürfelbehälter geben und bis zum Rand mit Wasser aufgießen. In den Gefrierschrank geben und bei Bedarf portionsweise entnehmen. Die gefrorenen Kräuter können direkt in der Suppe oder in der Pfanne aufgetaut werden.

> Achtung: Nur gesunde und saubere Pflanzen, die frei von Ungeziefer sind, pflücken! Die Kräuter an sonnigen Tagen in trockenem Zustand, wenn der Tau vergangen ist, sammeln. Nicht in Plastiktüten sammeln! Keine geeigneten Orte zum Sammeln sind chemisch gedüngte Felder oder Wiesen, Ufer von schmutzigen, verseuchten Gewässern, Bahndämme und verkehrsreiche Straßen, Autobahnen oder Industriegebiete.
> Die Pflanzen nicht ausreißen! Manche Pflanzen stehen unter Naturschutz.

Die Kräuter und ihre Wirkung

Basilikum

Einjährige, bis zu 90 cm hohe Pflanze mit dünnen, hellgrünen, gefiederten und paarig wachsenden Blättern, die zwischen 2,5 und 5 cm lang werden. Buschiger Wuchs, kleine, weiße, röhrenförmige Blüten. Blütezeit: Juli bis Oktober. Geerntet werden die Blätter jederzeit nach Bedarf, wobei die kleinen, zarten Blätter am besten schmecken. Basilikum verträgt keinen Frost. Die jungen Pflanzen nicht vor Mai ins Kräuterbeet aussetzen und an einem sonnigen Platz im Abstand von 25 cm in sandigen, nährstoffreichen, feuchten Boden pflanzen. Triebspitzen entfernen. **Wirkung:** Basilikum enthält 0,5 Prozent ätherische Öle, welche sich aus zahlreichen Duft- und Wirkstoffen zusammensetzen. Hauptsächlich sind Cineol, Citral, Eugenol, Estragol, Geraniol, Kampfer und Linalool enthalten. Durch diese Zusammensetzung wirkt das Kraut belebend, konzentrationsfördernd und hilfreich bei geistiger Anspannung und Erschöpfung.

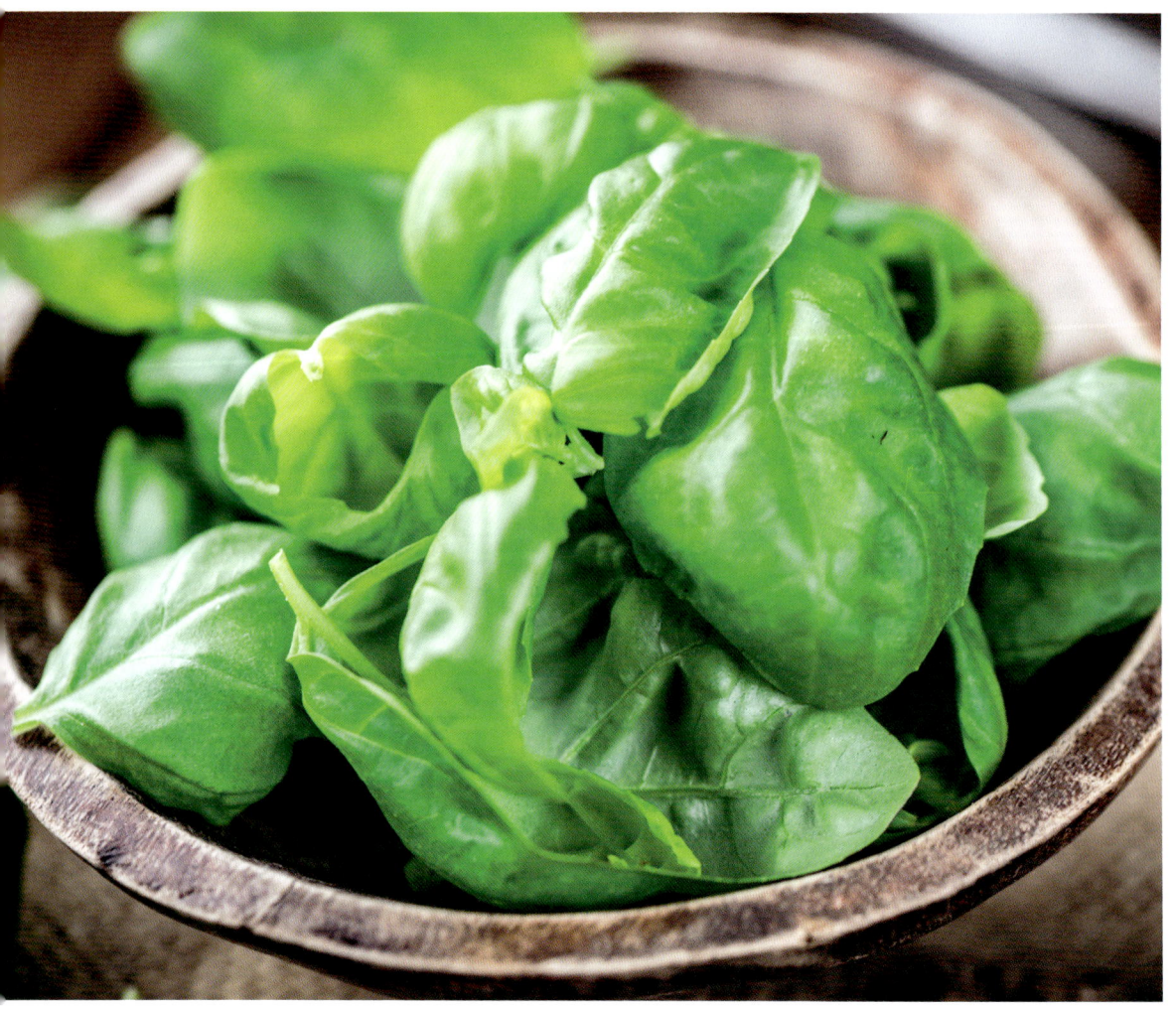

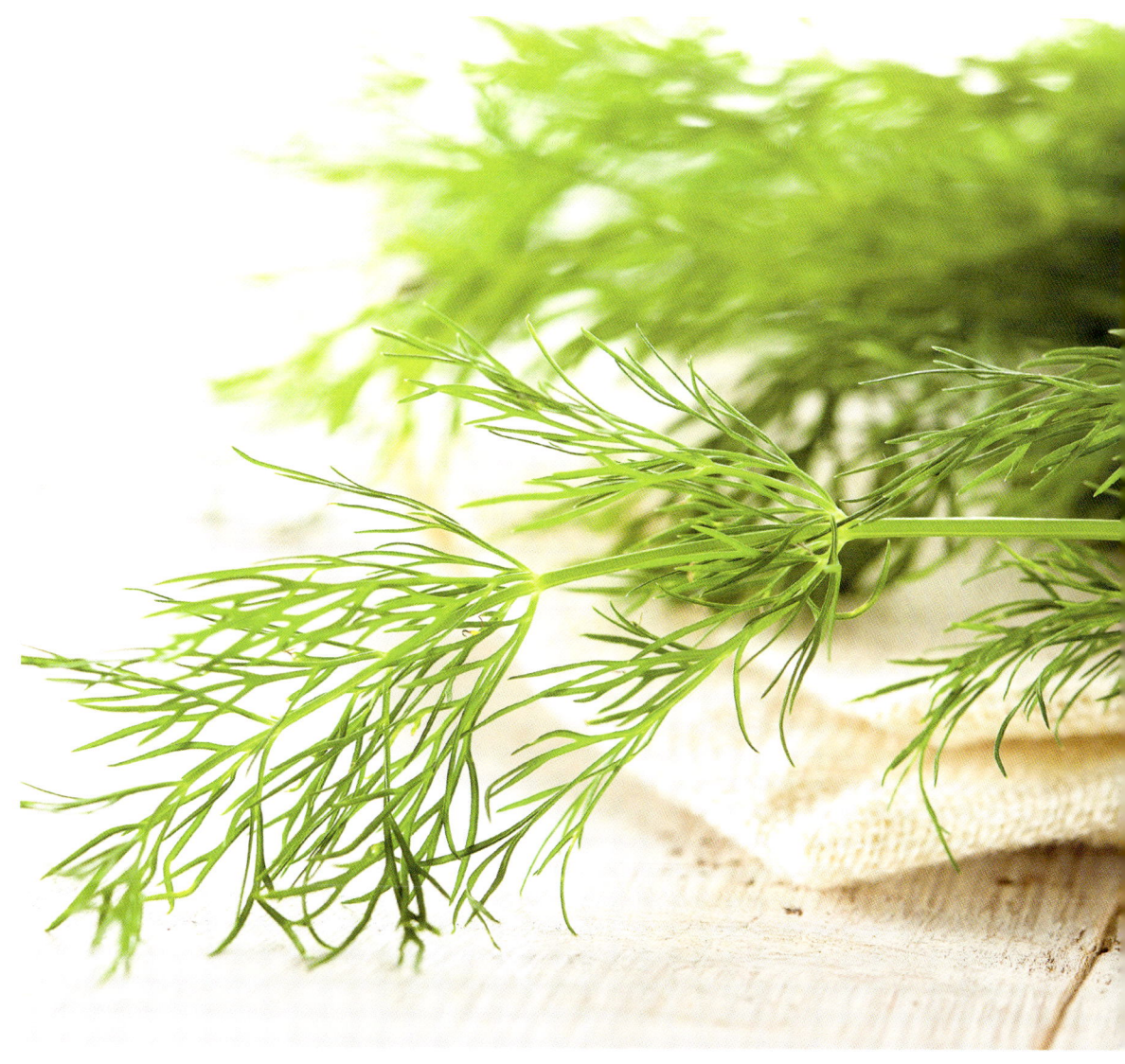

Dill

Einjährige, ca. 1 m hohe Pflanze mit mehrfach gefiederten Blättern. Die Blüten sind klein und gelblich und stehen in flachen, doldenartigen Trauben. Sie erscheinen von Juni bis August. Dill ist anspruchslos, sät sich selbst aus und gedeiht an sonnigen Standorten auch auf kargen, trockenen Böden. In heißen Sommern wächst Dill besonders schnell. Vor zu starkem Windeinfall sollte er geschützt werden. Dillblätter können bereits geerntet werden, wenn die Pflanze erst 25–30 cm hoch gewachsen ist. Zum Einlegen von Gurken wird das blühende Dillkraut benötigt, das bei trockenem Wetter geschnitten werden muss. **Wirkung:** Das ätherische Öl des Dills besteht aus Carvon und Limonen, die ihm seinen Duft und Geschmack verleihen. Zudem enthält es rund 7 Prozent gesundheitsfördernde Substanzen, vor allem Mineralstoffe.

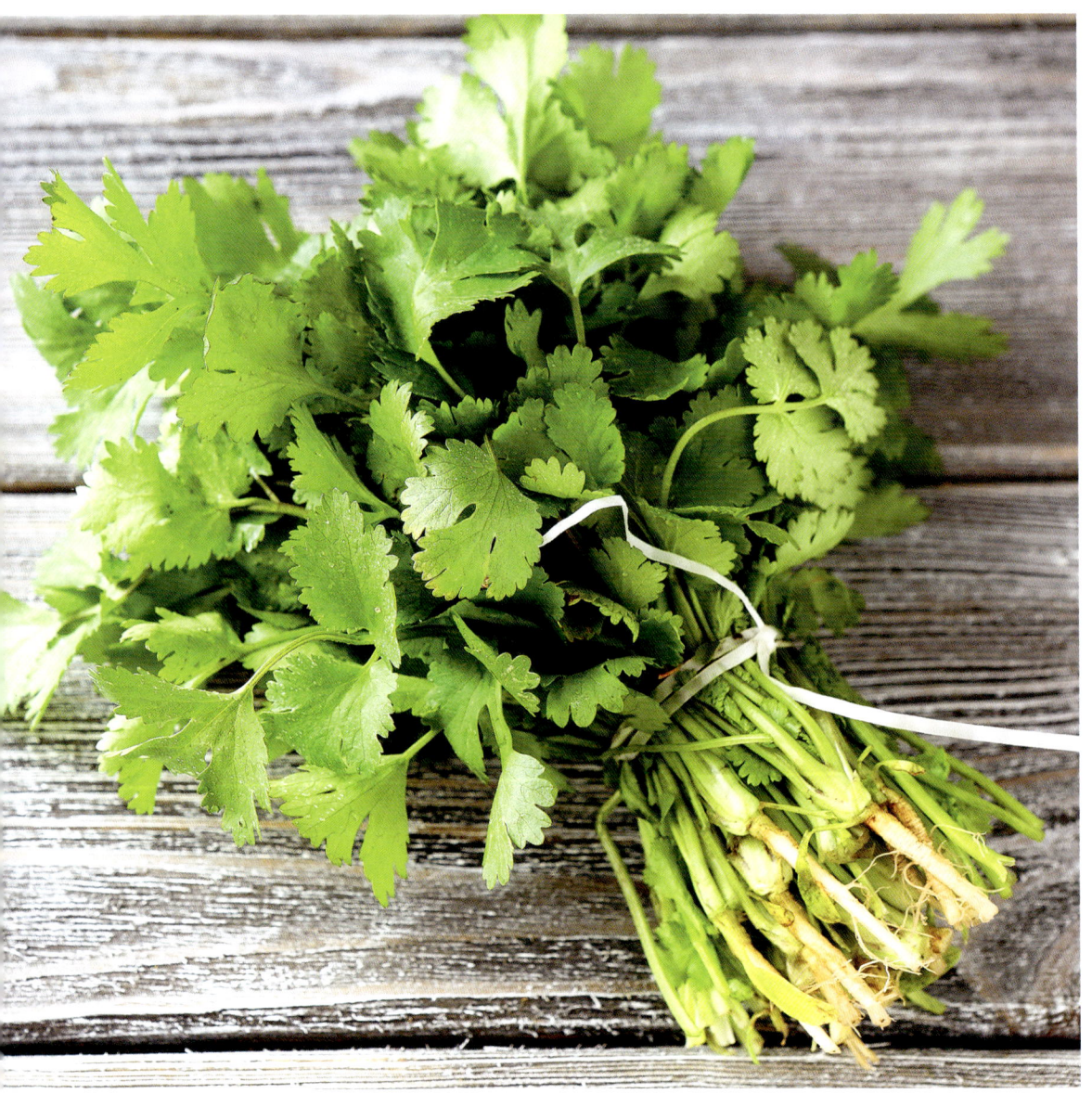

Koriander

Die einjährige Gewürzpflanze wird bis zu 60 cm hoch. Im unteren Bereich trägt sie breite, glänzende Blätter, die oberen Blätter sind wie dünne Fäden geformt. Die kleinen, rosafarbenen Blüten erscheinen im Hochsommer in Dolden. Die Blätter werden nach Bedarf bis zur Blütezeit geerntet. Sie werden getrocknet und als Gewürz zum Essen gegeben. Der unreife Samen riecht unangenehm, der reife leicht nach Anis. Mit ihnen werden Marinaden und Süßspeisen gewürzt. **Wirkung:** Etwa zur Hälfte besteht das ätherische Öl des Korianders aus Linalool und ist als bakterienhemmendes Mittel bekannt. Zudem gilt es als stark antioxidativ.

Lorbeer

Der Lorbeerbaum stammt aus Südeuropa. Seine ledrig glänzenden, dunkelgrünen Blätter sind länglich-oval und werden bis zu 10 cm lang. Der Baum blüht von März bis Mai und bringt dabei zahlreiche kleine, beigefarbene Blüten mit gelben Staubfäden hervor. Lorbeer benötigt in unseren Breitengraden einen geschützten, sonnigen Standort. Besondere Pflege benötigt das langsam wachsende Gehölz nicht, doch im Winter sollte es geschützt werden. Abgebrochene Triebe und Äste sollten nach Ende des Winters abgeschnitten werden. Die jungen Lorbeerblätter werden getrocknet als Gewürz an Soßen, Marinaden, Suppen oder Eintöpfe gegeben.

Wirkung: Lorbeer setzt sich aus zahlreichen Duft-, Geschmacks- und Wirkstoffen zusammen. Sie helfen dabei, Körper und Geist zu entspannen. Gerbstoffe fördern die Verdauung; Linalool und Cineol unterstützen den Gehirnstoffwechsel.

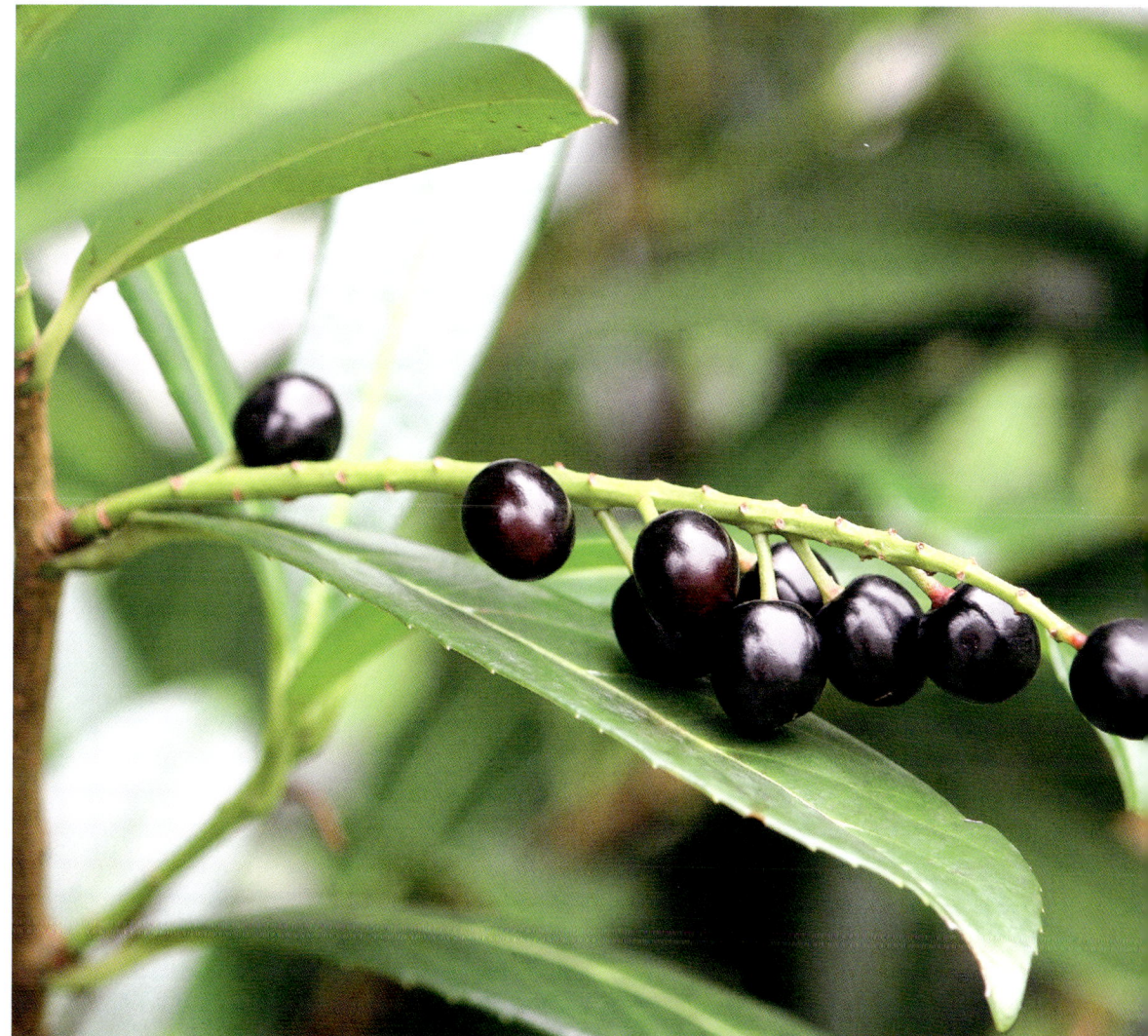

Petersilie

Winterharte, ein- bis zweijährige, bis zu 30 cm hohe Pflanze mit mehrteiligen, glatten oder krausen Blättchen. Petersilie wird im April in einen tiefen, sehr nährstoffreichen Boden in Sonne oder Halbschatten ausgesät. Nach etwa 6 Wochen keimen die Samen. Die jungen Pflanzen werden auf 30 cm ausgedünnt. Petersilie muss stets gut feucht gehalten werden. Blätter und Stängel können nach Bedarf den ganzen Sommer über gepflückt werden. Von blühender Petersilie sollte nichts mehr geerntet werden, da die Blätter bitter schmecken. Man verwendet Petersilie roh als delikates Gewürzkraut zu fast allen herzhaften Speisen. Petersilie sollte jedoch nicht mitgekocht werden, da sich der würzige Geschmack dann schnell verliert. Die glattblättrige Petersilie ist würziger als die krausblättrige. Ebenfalls sehr aromatisch ist die Petersilienwurzel.

Wirkung: Krause Petersilie enthält 0,01 Prozent, glatte Petersilie 0,04 Prozent ätherisches Öl. Allein 10 g am Tag decken den täglichen Bedarf an Vitaminen und Mineralstoffen wie Eisen, Fluorid, Calcium, Magnesium und Vitamin A, E, C und B.

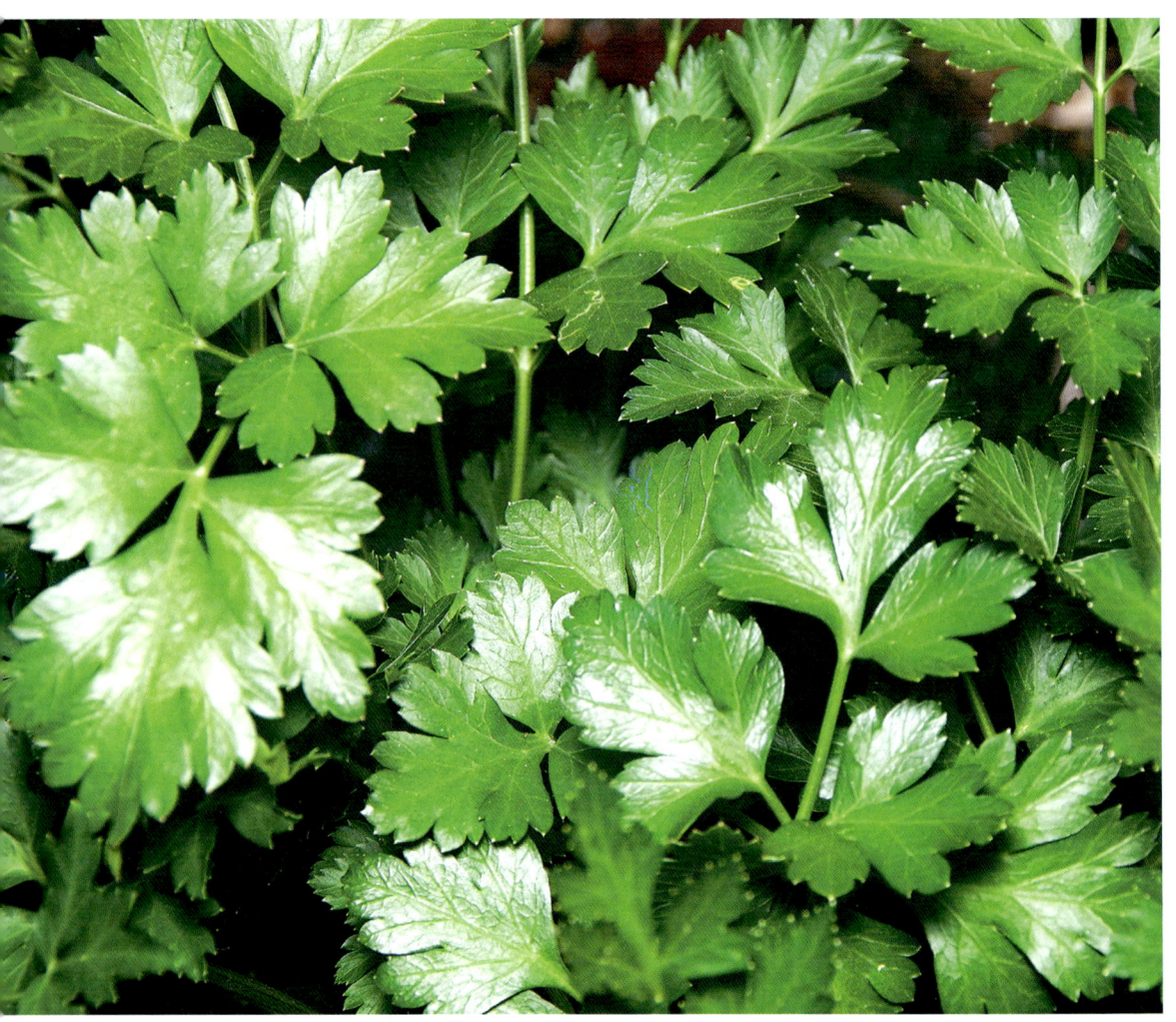

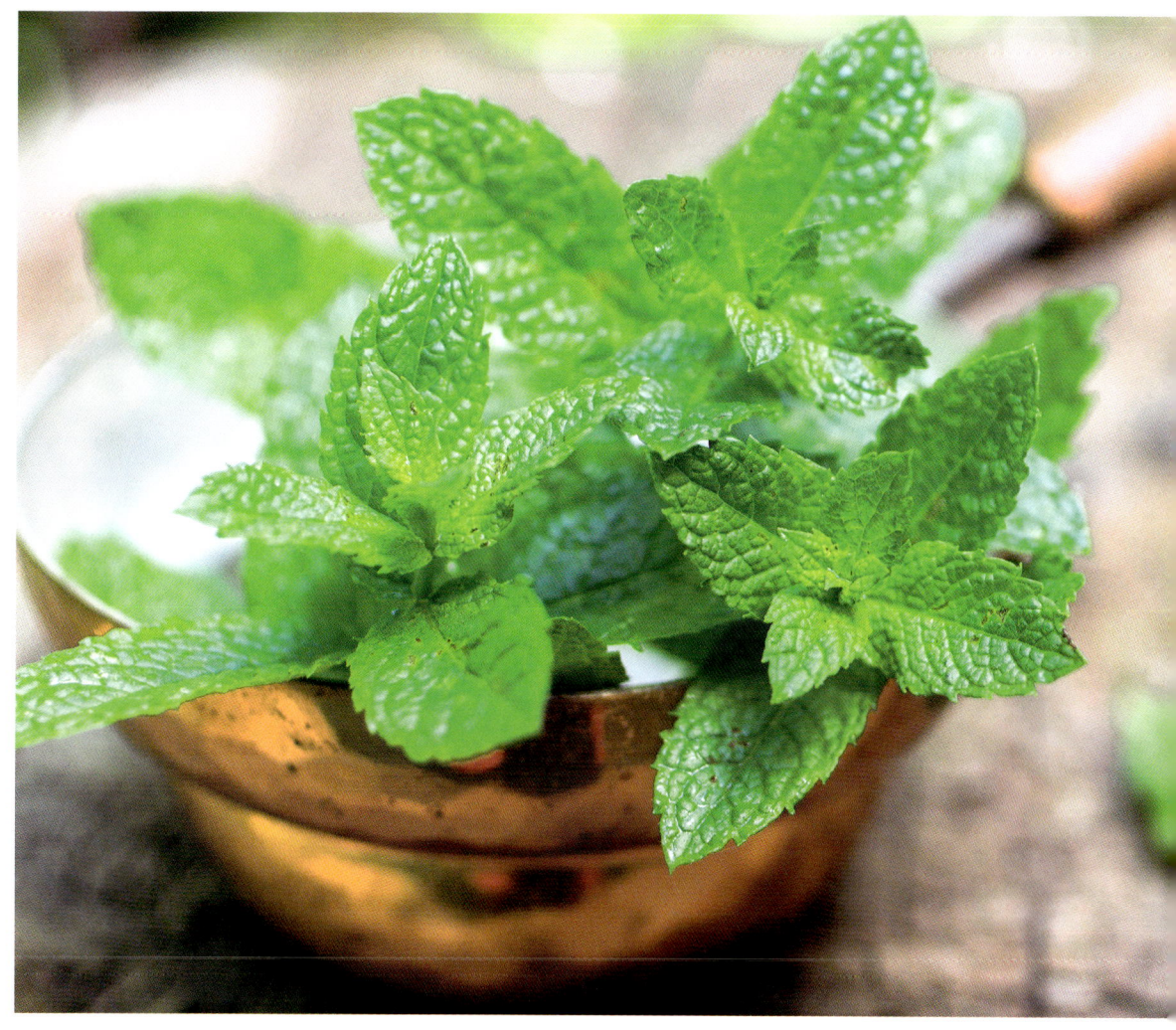

Pfefferminze

Die bis zu 75 cm hohe, mehrjährige Staude wurde erst am Ende des 17. Jahrhunderts aus der Grünen Minze und der Bachminze neu gezüchtet. Die dunkelgrünen Blätter sind gegenständig angeordnet, randseitig stark gezahnt, beidseitig behaart und werden bis zu 8 cm lang. Die jungen Pflänzchen besorgt man sich am besten aus der Gärtnerei und setzt sie im Frühjahr etwa 5 cm tief mit einem Abstand von 20 bis 30 cm in lehmigen Boden. Pfefferminze liebt Sonne und muss regelmäßig gewässert werden. Die Pflanzen sollten alle 3-4 Jahre ausgewechselt werden, um Pilzbefall zu vermeiden. Die Blüten der Pfefferminze sind blauviolett eingefärbt, sie erscheinen ab Juli. Die Blätter werden bis kurz vor Blütebeginn geerntet, und zwar am Morgen oder am späten Nachmittag, wenn ihr Gehalt an ätherischem Öl am höchsten ist. Pfefferminze wird den Speisen beigegeben oder als Tee verabreicht.

Wirkung: Das ätherische Öl der Pfefferminze besteht fast ausschließlich aus Menthol, was für den typischen Geschmack und die kühlende Wirkung sorgt.

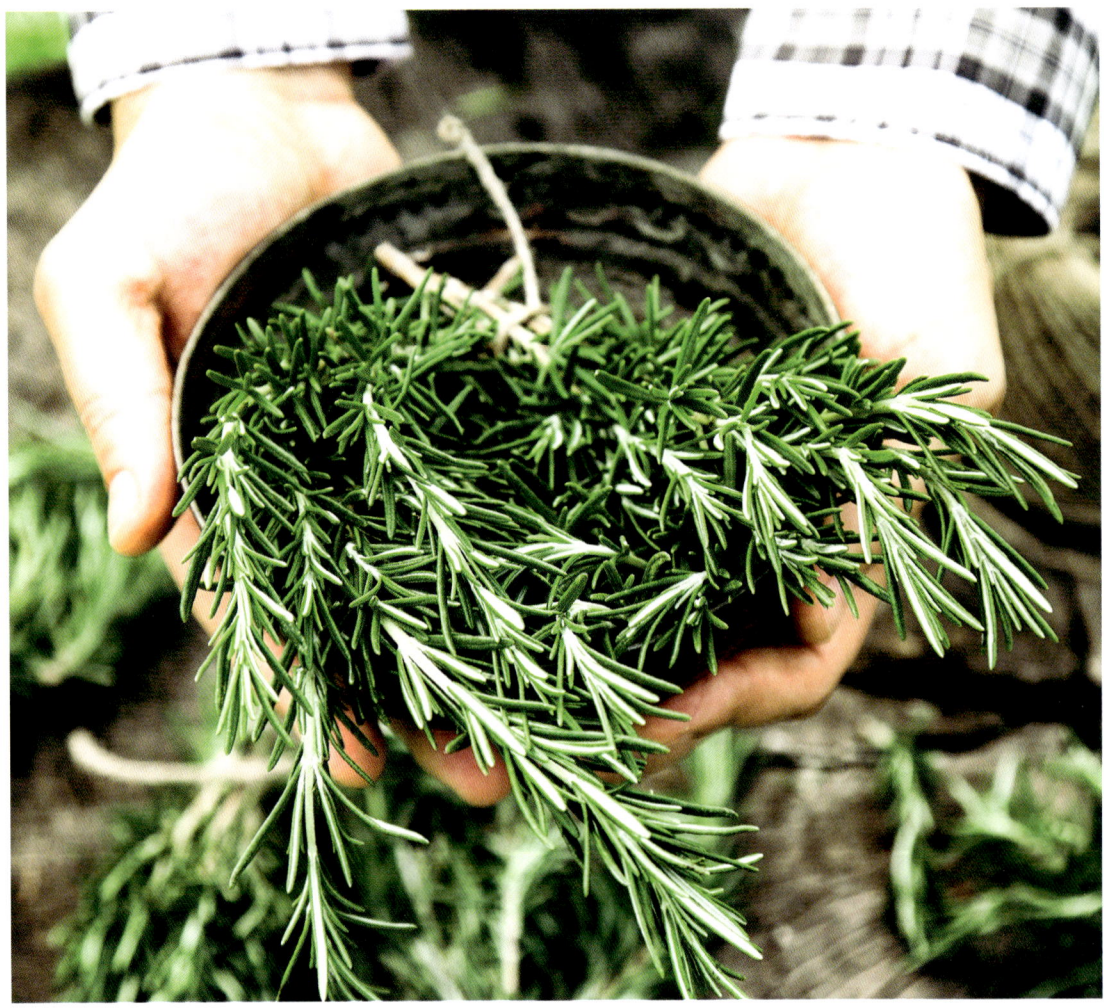

Rosmarin

Immergrüner, winterharter Halbstrauch, bis zu 2 m hoch, mit harzigen, nadelförmigen Blättern. Diese sitzen an verholzenden Stängeln. Die blauen bis violetten Blüten erscheinen im Mai; die Blüte dauert bis zum Juli. Im Mai, nach dem Ende der Frostgefahr, werden Stecklinge im Abstand von 50 cm im Freiland in feuchte Erde gepflanzt. Rosmarin benötigt einen möglichst sonnigen Standort, die Erde sollte stets feucht, aber nicht nass gehalten werden. In besonders harten Wintern kann Rosmarin erfrieren, deshalb sollte er abgedeckt werden. Man kann ihn auch gut als Kübelpflanze ziehen, dann kann er zum Überwintern an einen geeigneten Platz ins Haus gestellt werden. Geerntet werden die Triebe, die frisch, getrocknet oder pulverisiert an alle kräftigen Gerichte sowie an Soßen und Marinaden gegeben werden können.

Wirkung: Eine Vielzahl von Duft- und Geschmacksstoffen, darunter Kampfer, Cineol und Borneol, sorgt für das tiefgründige Aroma des Rosmarins. Es stärkt und beruhigt die Nerven, fördert die Durchblutung und stabilisiert den Kreislauf.

Salbei

Aus dem Mittelmeerraum stammende, mehr-jährige Pflanze mit kräftigen, an der Basis verholzenden Stängeln. Die graugrünen Blätter sind länglich-oval und an den Seiten leicht ge-kräuselt. Mit ihrer welligen, weichen Oberfläche sind sie unverwechselbar. Frühestens am Ende der Gefahr nächtlicher Spätfröste in der zweiten Maihälfte werden die Jungpflanzen im Abstand von ca. 40 cm ins Freilandbeet gesetzt. Salbei bevorzugt warme, sonnige Standorte mit leicht kalkhaltigen, sandigen Böden mit sehr gutem Wasserabzug. Salbei muss nur sehr selten gewässert werden. Regelmäßiger Rückschnitt regt das Wachstum der jungen Triebe an. Ab Juni erscheinen lila bis violettblaue Blüten in endständigen, ährenartigen Blütenständen. Die Blätter werden frisch oder getrocknet verwen-det. Man gibt sie an fast alle kräftigen Gerichte oder bereitet Tee aus ihnen.

Wirkung: Bis zu 2,5 Prozent ätherisches Öl kann der Gartensalbei enthalten. Enthalten sind Thujon, Cineol und Salven. Salbei fördert die Fettverdauung und gilt als antioxidativ und antibakteriell.

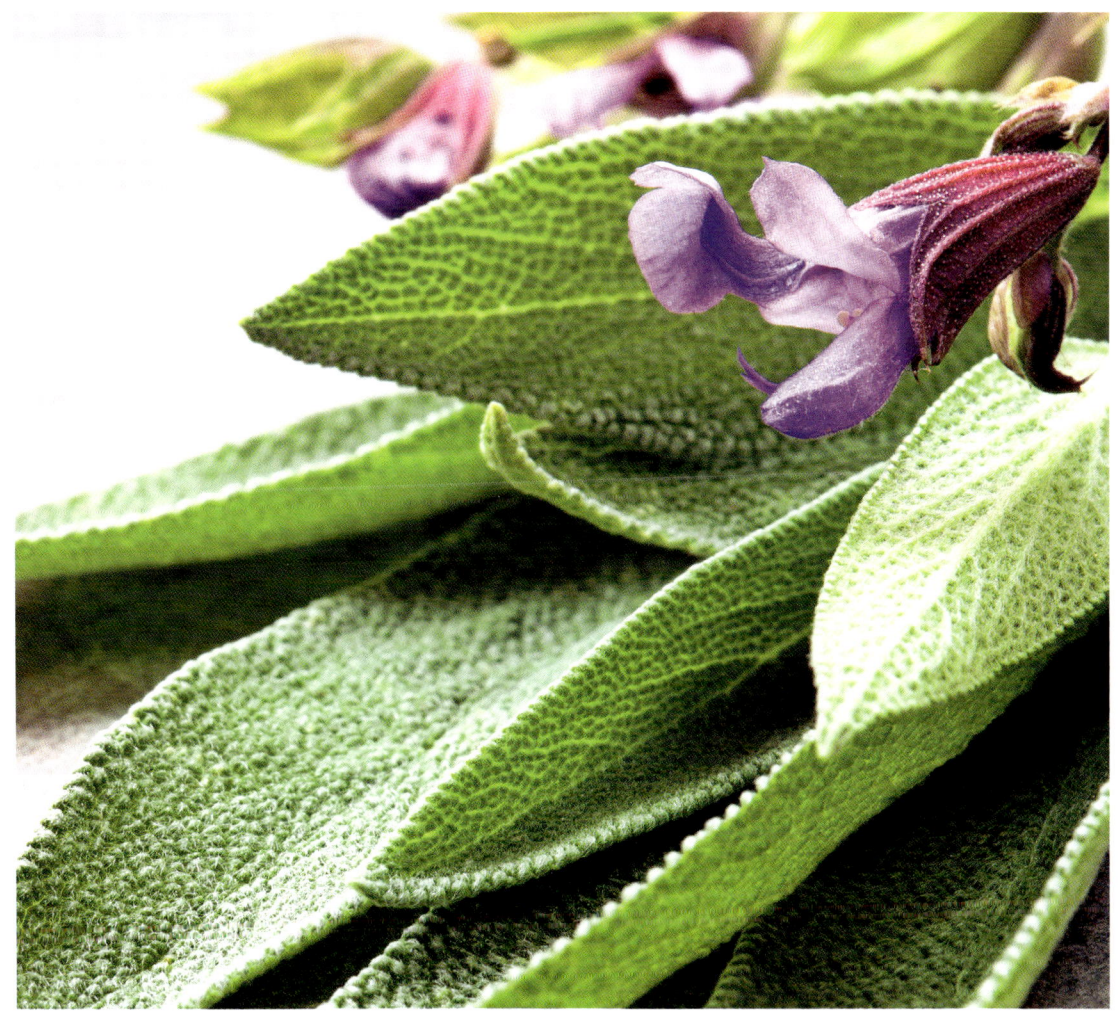

Schnittlauch

Zwiebelpflanze mit bis zu 30 cm langen, halmartigen, hohlen Blättern. Schnittlauch wird Anfang April unter Glas gesät und im Frühsommer ins Freiland gesetzt. Regelmäßiger Beschnitt verhindert die Blütenbildung, ansonsten erscheinen im Sommer hübsche rosafarbige Blütenstände. Schnittlauch bevorzugt sonnige Standorte auf kalkhaltigen Böden. Eine Gelbfärbung der Blätter zeigt einen zu niedrigen Kalkgehalt des Bodens an. Schnittlauch lässt sich auch sehr gut als Topfpflanze ziehen. Die fein geschnittenen Blätter sind sehr aromatisch-pikant und werden in Salaten, Suppen oder Brotaufstrichen verwendet.

Wirkung: Schnittlauch enthält viel Vitamin C, A und B2 und viele Mineralstoffe wie Magnesium, Kalium, Calcium, Phosphor und Eisen. Er regt die Nierentätigkeit an und ist ein hochwirksamer Radikalfänger.

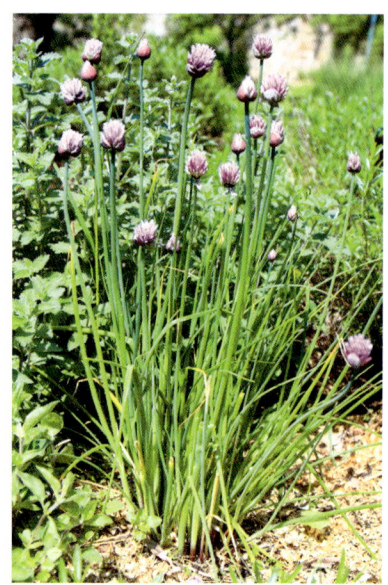

Basics – Mayonnaise, Dressing, Brot & Co.

SESAMSALZ (GOMASIO)

Zutaten
Sesam und Himalaya-Kristallsalz oder anderes grobes Salz im Verhältnis 16:1

Zubereitung
Den Sesam trocken in einer Pfanne unter häufigem Umrühren rösten, abkühlen lassen und beide Zutaten im Mörser o.ä. vermahlen. Wie fein das Sesamsalz gemahlen wird, ist jedem selbst überlassen.

Sesam
- viele sekundäre Pflanzenstoffe
- bis auf Lysin alle essenziellen Aminosäuren
- reich an B-Vitaminen, Vitamin E, Eisen
- ½ Tasse Sesam enthält 3 x so viel Calcium wie ½ Tasse Milch

Gut zu wissen
- Wenn das Sesamsalz ganz trocken ist, in ein Gefäß mit Deckel füllen
- Haltbarkeit: 1 Woche
- Nie mitkochen, sondern nach dem Kochen über die Speisen streuen
- Zum Würzen von Suppen, Salaten, Gemüse

BASISCHE MAYONNAISE

Zutaten für 300 ml
1 Eigelb
1 TL Senfmehl
240 ml Olivenöl
60 ml Leinöl
Meersalz
frisch gepresster Zitronensaft

Zubereitung

Das Eigelb (Raumtemperatur) in einer Schüssel mit dem Senfmehl zu einer glatten Emulsion verrühren. Nun langsam das Olivenöl hinzufügen, dabei die Mischung kräftig im Uhrzeigersinn rühren und immer nur sehr wenig Olivenöl einlaufen lassen. So lange rühren, bis das Öl völlig eingearbeitet ist. Zum Schluss auf die gleiche Weise das Leinöl hinzufügen. Mit Salz und etwas Zitronensaft würzen.

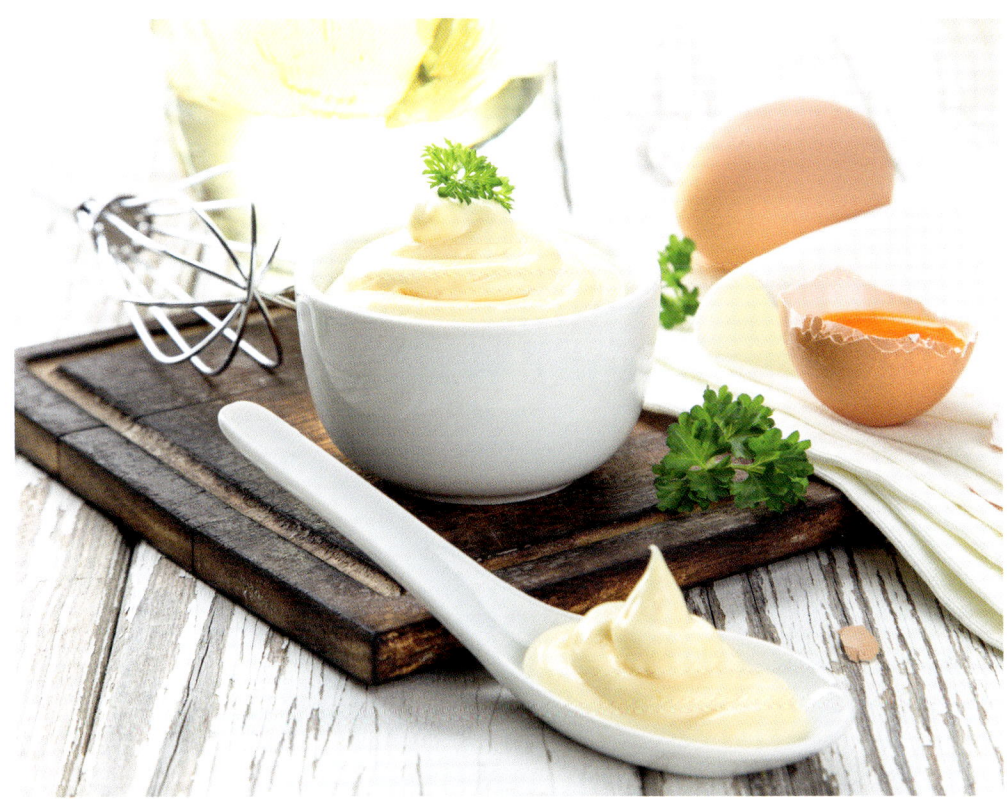

KÜRBISKERNÖL-DRESSING

Zutaten
3 Teile Leinöl
1 Teil Kürbiskernöl
1 Teil Zitronensaft
20 g Kürbiskerne

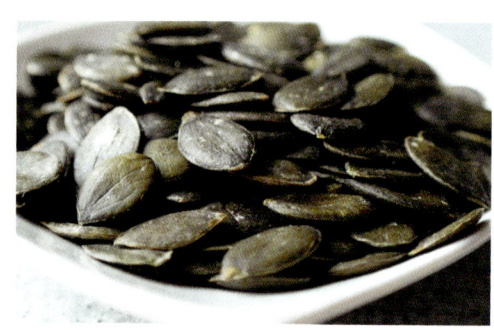

Zubereitung
Alle Zutaten gut vermischen und über einen Salat oder über Gemüse träufeln.

MANDELPESTO

Zutaten für 100 ml
1 Bund Basilikum
2 EL Mandeln
2 EL Olivenöl

Zubereitung
Die Blätter vom Basilikum zupfen und mit den Mandeln und dem Öl in einem Mixer pürieren. Falls nötig, mehr Öl hinzugeben, damit das Pesto die gewünschte Konsistenz erhält. In ein Glas füllen, mit einer dünnen Schicht Öl bedecken und im Kühlschrank aufbewahren. Dort hält sich das Pesto eine Woche.

ESSENER BROT

Optimal für die basische Ernährung ist ein Brot aus Keimlingen. Dieses wird aus gekeimtem Getreide zubereitet.

Dazu lassen Sie Getreide, z. B. Emmer, Einkorn oder Ur-Roggen, mindestens zwei, höchstens drei Tage keimen. Schütten Sie es mit etwas Wasser in eine Schüssel und verrühren es vorsichtig mit dem Knethaken des Rührgeräts. Würzen Sie das Brot nach Belieben mit einer fertigen Bio-Brot-Würze und Salz.

Zu dem Teig können Sie Sonnenblumenkerne, Leinsamen, Sesam und/oder Mandeln hinzugeben.

Formen Sie kleine Fladen mit den Händen und legen Sie sie auf ein Backblech. Stellen Sie den Backofen auf 40 °C ein. Das Brot soll getrocknet, nicht gebacken werden, damit die Enzyme nicht beschädigt werden. Prüfen Sie nach 30 Minuten, wie der Trocknungsprozess verläuft. Nach ca. 1 Stunde sind die Fladen fertig.

DIE BASISCHEN KUREN

DIE FRÜHJAHR-BASEN-KUR

Gesundheits-Extra

Eine einfache und sehr wirkungsvolle Methode der Frühjahr-Basen-Kur ist das morgendliche „Ölziehen". Dafür nimmt man morgens 1 Teelöffel Sonnenblumen- oder Sesamöl in den Mund und zieht das Öl durch die Zähne, kaut es, aber ohne das Öl herunterzuschlucken. Das Öl wird ca. 10 Minuten im Mund gelassen und die ganze Zeit über aktiv durch die Zähne gezogen. Dabei sollen sich die Bakterien an das Öl binden und werden so nach 10 Minuten mit dem Öl ausgespuckt. Beim Ausspucken ist das Öl weiß. Spülen Sie danach Ihren Mund zweimal gründlich mit Wasser aus.

Bewegung

Um einen Einstieg in die regelmäßige Bewegung zu bekommen, hat sich Gesundheitswandern bewährt. In der schönen Natur im Wald, an Bächen und Wiesen vorbei, immer mit Vogelgezwitscher als Begleiter, kann man gut vom Alltag abschalten. Mit dem Wandern werden Ausdauer, Beweglichkeit und Kraft verbessert. Gut ist es, sich davor und danach leicht zu dehnen. Wandern verbessert die Herzfrequenz, der Blutdruck wird gesenkt und nebenbei verliert man Körpergewicht und Körperfett. Zudem wird die Bewegungskoordination verbessert. Wandern stärkt die gesundheitlichen Ressourcen und beugt Risikofaktoren vor.

Entspannung

Die Fußreflexzonenmassage wirkt ausgleichend und heilend auf die Organe, mit denen die Füße in Verbindung stehen. Der Massage liegt die Vorstellung zugrunde, dass die Fußsohlen ein verkleinertes Abbild des menschlichen Körpers darstellen. Nach der Heilmethode stehen einzelne Bereiche der Fußsohlen, des Fußrückens, der Fußseiten bis zum Knöchel mit Organen des Körpers in Verbindung. Wenn ein gestörtes oder erkranktes Organ behandelt werden soll, werden die dazu passenden Reflexzonen am Fuß massiert. So wird die Durchblutung verbessert und Schmerzen im Bereich des entsprechenden Organs lassen nach. Die Fußreflexzonenmassage wirkt bei Muskelverspannungen, Müdigkeit, Blasenbeschwerden oder Hautproblemen.

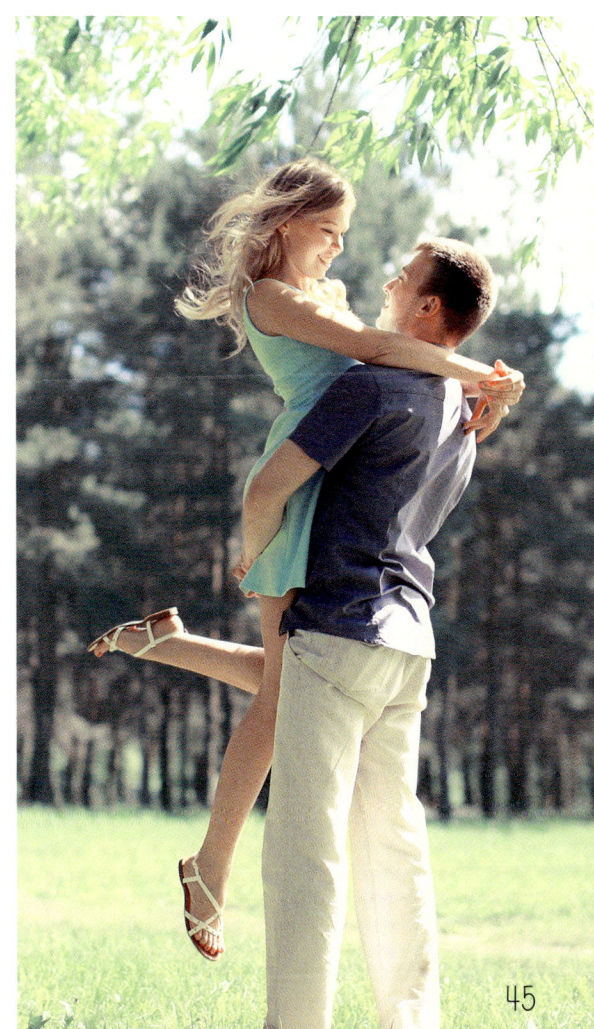

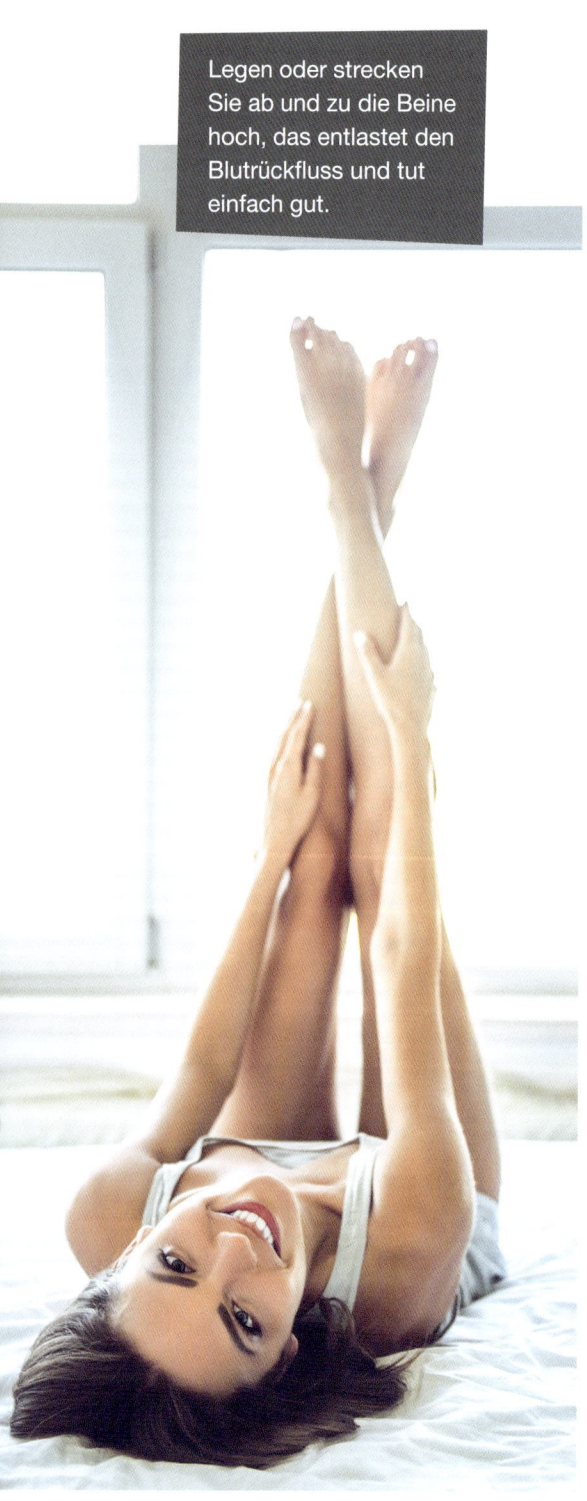

Legen oder strecken Sie ab und zu die Beine hoch, das entlastet den Blutrückfluss und tut einfach gut.

Achtsamkeit – Selbstliebe

Lächeln Sie sich selbst morgens im Spiegel zu! Entscheiden Sie sich heute dafür, dass das ein guter Tag wird.

Üben Sie sich in Achtsamkeit, konzentrieren Sie sich auf das, was Sie gerade tun! Essen, gehen und atmen Sie bewusst!

Verzichten Sie auf Genussmittel wie Alkohol und Zigaretten, alle Säurebildner, aber auch auf Ablenkungen wie Handy, Emails, Internet, Fernsehen. Verzichten Sie auch einmal aufs Lesen.

Basenbad

Entweder verwöhnen Sie sich mit einem Vollbad (siehe S. 27) oder mit einer Basendusche: Für eine Basendusche stellen Sie 2 Esslöffel Badesalz in der Dusche bereit. Beginnen Sie mit den Füßen und massieren Sie Ihre Haut am ganzen Körper mit dem Badesalz. Anschließend behutsam mit lauwarmem Wasser abwaschen und abtrocknen. Weitere Pflegeprodukte sind in der Regel nicht notwendig.

Tipp: Mit einem Massagehandschuh, alternativ einem Waschlappen, können Sie das Badesalz in kleinen Mengen gut verteilen und einmassieren.

Anti-Aging

„Streicheleinheiten" für Beine und Po kurbeln die Durchblutung und den Lymphfluss an und wirken effektiv gegen Cellulite. Setzen Sie sich auf einen Stuhl und beginnen vom Knie an aufwärts mit einer leichten Druckmassage. Drücken Sie vorsichtig das Gewebe zwischen Daumen und Fingern und arbeiten sich so bis zum Becken hoch. Stehen Sie auf und führen Sie die Druckmassage mit beiden Händen zunächst am rechten Knie beginnend bis zum Po aus. Verlagern Sie das Gewicht auf das linke Bein, damit die Muskulatur des rechten Oberschenkels entspannen kann. Wechseln Sie die Seiten. Zum Abschluss den Po im Stehen massieren.

Tipp: Unterstützen Sie die Druckmassage mit der biochemischen Creme Nr. 12, um die Reinigung des Bindegewebes zu fördern.

Die Frühjahrs-Schüßler-Kur

Ziel: Abnehmen und Entgiften

Schüßler-Salze	Wirkung	Einnahmeempfehlung Tabl./Tag
Nr. 4 Kalium chloratum D 6	bindet chemische Gifte und regt die Drüsen an	5–7
Nr. 8 Natrium chloratum D 6	reguliert den Flüssigkeitshaushalt, stabilisiert den Säure-Basen-Haushalt, entgiftet	5–7
Nr. 9 Natrium phosphoricum D 6	Abbau überschüssiger Säuren, unterstützt den Fettstoffwechsel	5–7
Nr. 10 Natrium sulfuricum D 6	unterstützt Leber und Dickdarm in der Entgiftung	5–7

Die Mischung sollte über den Tag verteilt genommen werden. Die Tabletten werden entweder gelutscht oder in Wasser aufgelöst genommen. Dabei die Lösung einen Moment im Mund halten. Die Kur sollte 4–8 Wochen umfassen.

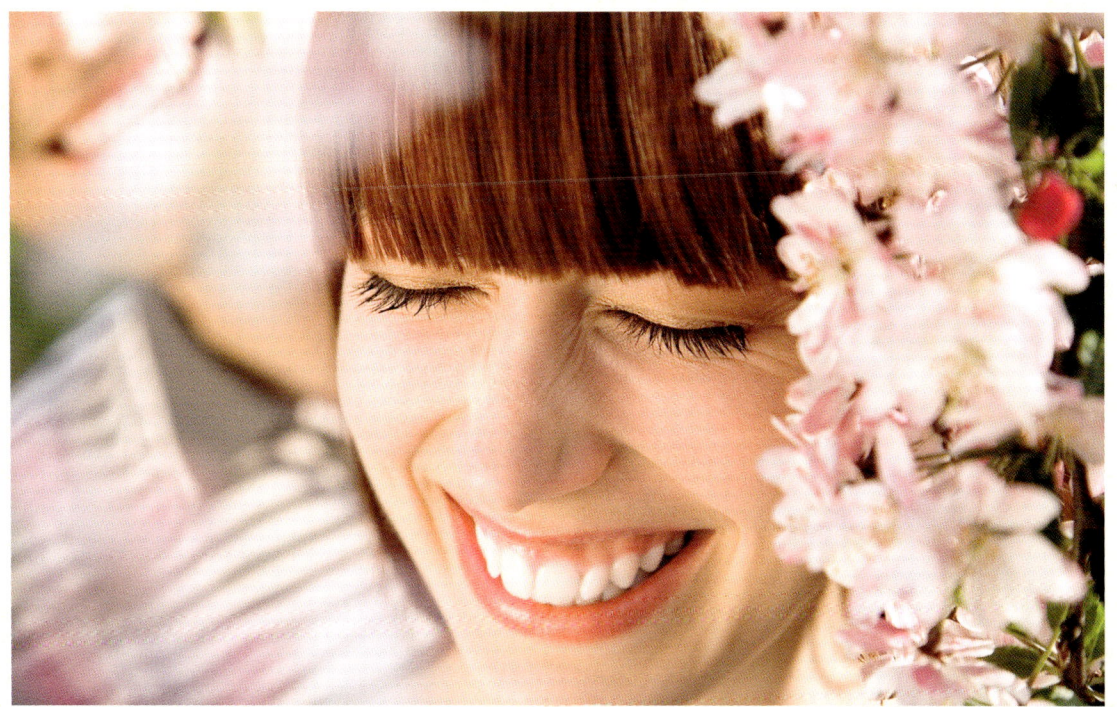

Der Frühjahr-Basen-Kur-Tag

Frisches Obst und Gemüse der Saison

Obst: Erdbeeren, Rhabarber
Gemüse: Austernpilze, Blumenkohl, Brokkoli, Champignons, Chicorée, Chinakohl, Eisbergsalat, Endiviensalat, Frühlingszwiebeln, grüne Bohnen, Knoblauch, Kohlrabi, Kopfsalat/Lollo Rosso, Kräuterseitlinge, Kresse, Lauch, Löwenzahn, Mangold, Pastinaken, Portulak, Radieschen, Rettich, Rote Bete, Rucola, Sauerampfer, Spinat, Spitzkohl, Topinambur, Weißkohl, Wirsing

Morgens

MÜSLI

Zutaten für 1 Portion
Obst nach Belieben und/oder
nach Saison (Blaubeeren, Bananen, Erdbeeren …)
1 EL Buchweizenflocken
1 EL Hirseflocken
250 ml Kokos- oder Mandelmilch
½ TL Zimt
2 EL Erdmandelflocken
1 EL geriebener Ingwer
2 TL Mandeln (gehackte, nach Belieben)

Zubereitung

Das Obst waschen, putzen, schälen und dann klein schneiden.
Buchweizen- und Hirseflocken in einem Topf in der Kokos-/Mandelmilch einweichen (mindestens 15 Minuten, kann auch am Abend vorbereitet werden und über Nacht stehen). Den Zimt hinzugeben und das Ganze mäßig erhitzen, nicht kochen. Dabei umrühren, bis die Masse breiig wird. Die Erdmandelflocken in den Brei einrühren. Den geriebenen Ingwer, die gehackten Mandeln und das Obst darübergeben.

Gut zu wissen

Ingwer verliert schnell an Intensität. Er sollte erst unmittelbar vor der Verwendung zubereitet werden.

Anregungen für Variationen
Maulbeeren, getrocknete Feigen, Rosinen, Gojibeeren, Paranüsse, Walnüsse,
Cranberrys, Sesam, Leinsamen, Sonnenblumenkerne, Kokosflocken, Weizen-
keime

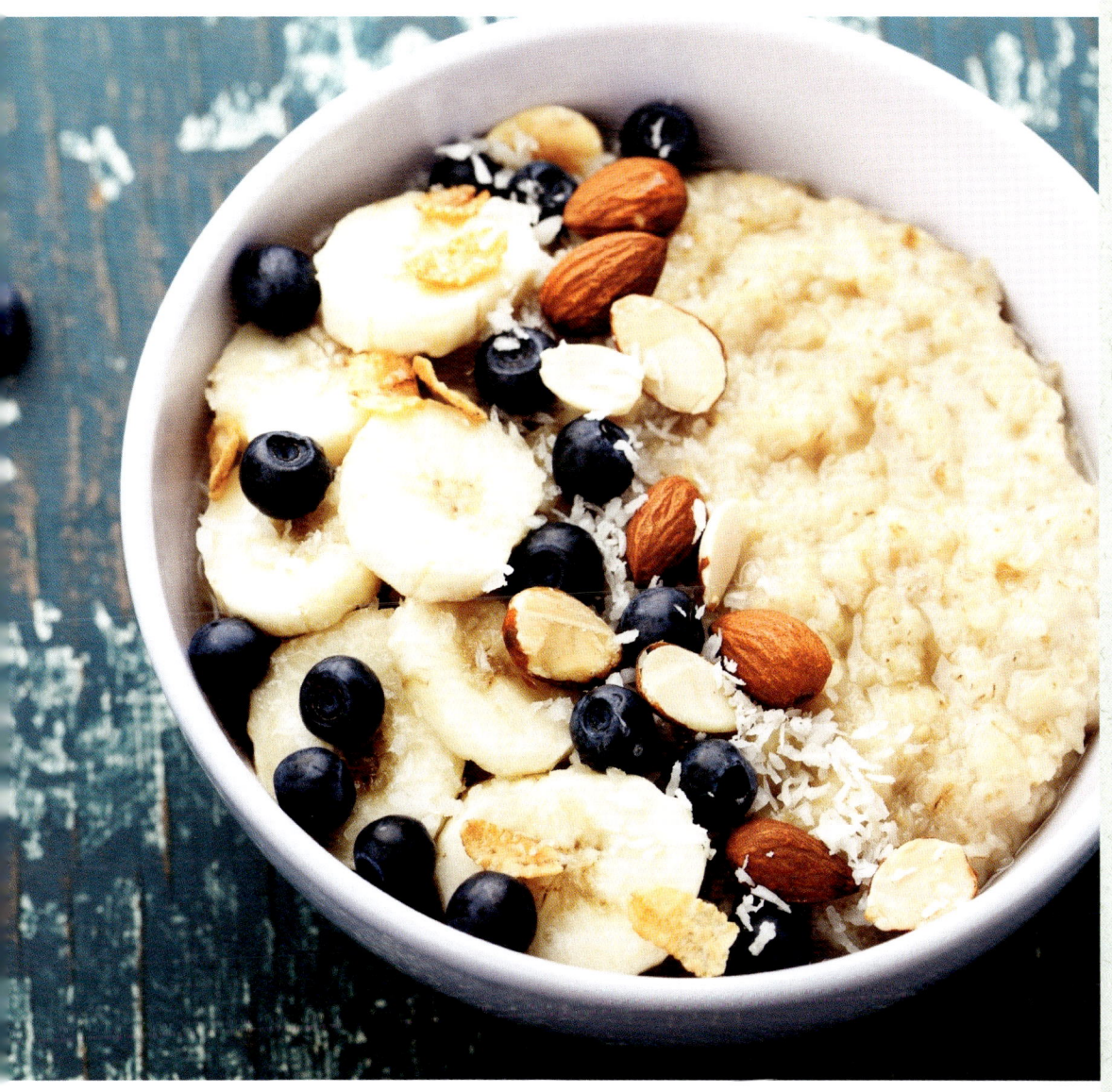

Mittags

GEMÜSETOPF MIT TOMATEN UND ROSMARIN

Zutaten für 2 Personen
250 g Aubergine
Salz
200 g Zucchini
400 g Paprikaschoten (rot, gelb, grün)
1 Zwiebel
4 EL Olivenöl
3 EL Tomatenmark
200 g Tomaten
6 Salbeiblätter
1 TL gehackter Rosmarin
1 TL Thymianblättchen
50 ml Gemüsebrühe
frisch gemahlener Pfeffer
frische Kräuter zum Garnieren

Zubereitung

Die Aubergine waschen, putzen und würfeln. Mit Salz bestreuen und 20 Minuten Wasser ziehen lassen. Danach mit Küchenpapier trocken tupfen und in Würfel oder Rauten schneiden. Die Zucchini waschen, längs in Scheiben und dann ebenfalls in Würfel oder Rauten schneiden. Die Paprikaschoten waschen, halbieren, entkernen und würfeln. Die Zwiebel schälen und würfeln.
Das Olivenöl in einem großen Topf erhitzen und das Gemüse darin anbraten.
Das Tomatenmark einrühren und anschwitzen. Die Tomaten waschen, putzen und hacken. Zum Gemüse geben, die Kräuter hinzufügen und das Ganze mit der Brühe ablöschen. Bei niedriger Temperatur 10 Minuten schmoren lassen. Mit Salz und Pfeffer abschmecken, in tiefen Tellern anrichten und mit frischen Kräutern garnieren.

Gut zu wissen

Das ätherische Öl des Thymians besteht hauptsächlich aus Thymol, Cineol und Carvacol, welche desinfizierende, antibakterielle, antivirale, entgiftende und entzündungshemmende Eigenschaften besitzen. Es gilt als hochwirksames Erkältungskraut.

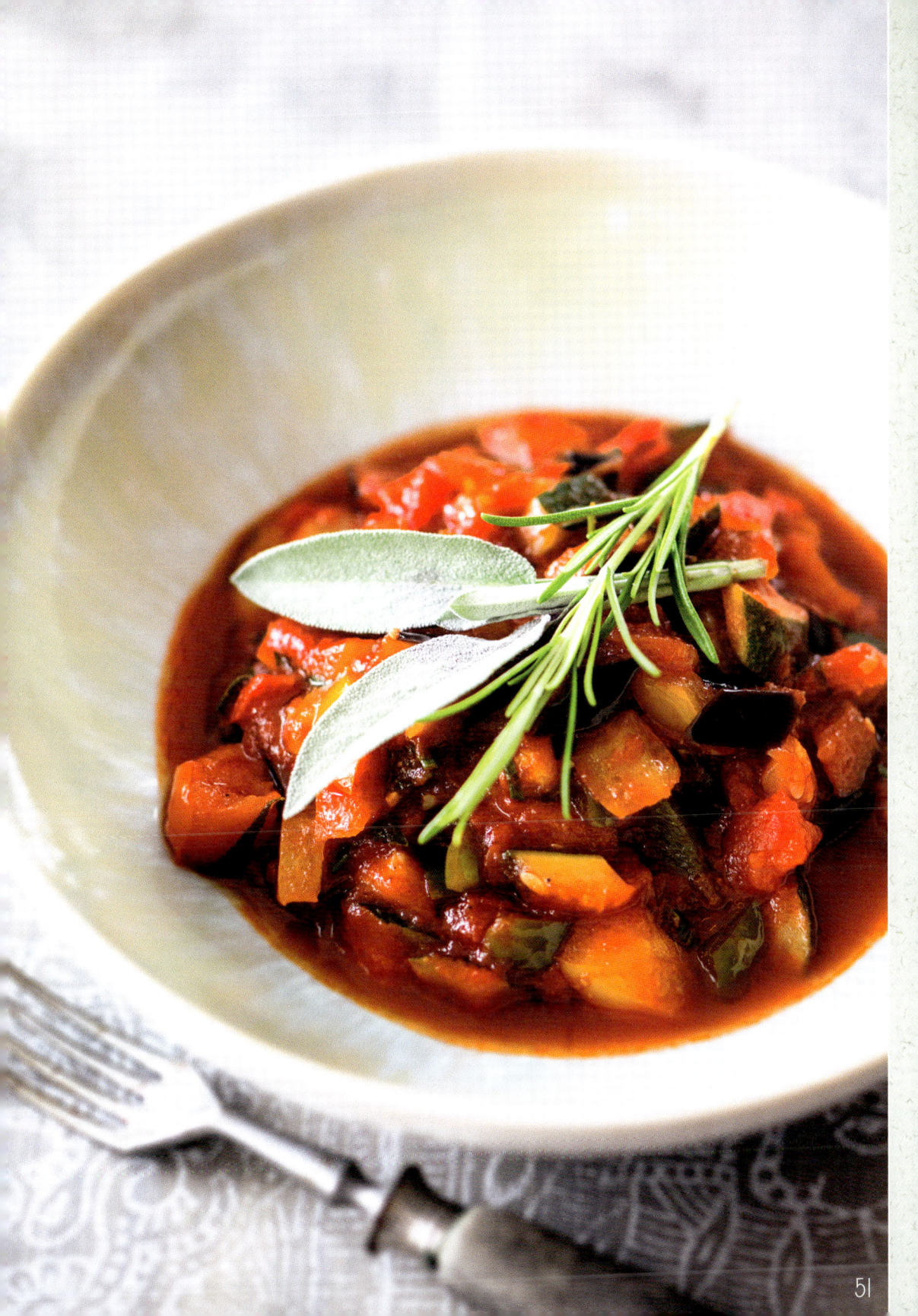

MÖHRENSPAGHETTI MIT SPINATBEILAGE

Zutaten für 2 Personen
3 mittelgroße Möhren
150 g Babyspinat
1 Frühlingszwiebel
2 EL Olivenöl
50 ml Gemüsebrühe
1 TL getrocknete Kräuter der Provence
Salz
frisch gemahlener Pfeffer
frisch geriebener Muskat
frische Kräuter zum Garnieren (nach Belieben)

Zubereitung

Die Möhren waschen, putzen und auf einem Spiralschneider oder einer Mandoline zu Spaghetti verarbeiten. Den Spinat waschen, trocken schleudern und etwas kleiner schneiden. Die Frühlingszwiebel putzen, waschen und in kleine Röllchen schneiden.

Das Olivenöl in einer Pfanne erhitzen und die Frühlingszwiebel darin glasig werden lassen. Die Möhrenspaghetti dazugeben und unter Rühren andünsten. Den Spinat hinzufügen, mit der Brühe ablöschen und köcheln lassen, bis die Flüssigkeit verdampft ist. Mit den Kräutern der Provence, Salz, Pfeffer und Muskat abschmecken. In tiefen Tellern anrichten und nach Belieben mit frischen Kräutern garnieren.

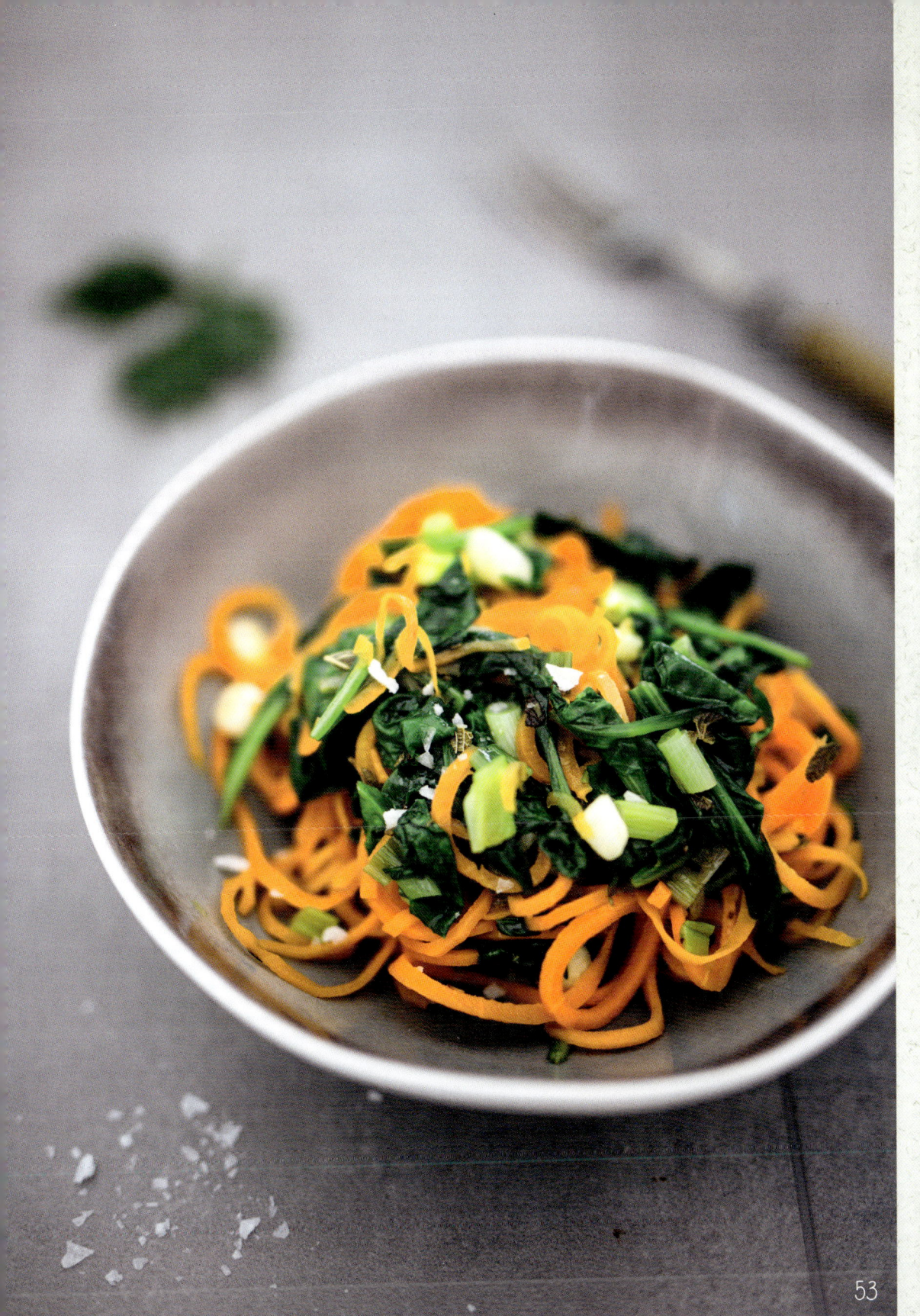

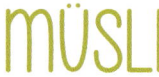

Das Frühjahr-Basen-Kur-Wochenende

Samstag

Morgens

MÜSLI

~~~~~~~~~~~~~~~~~~~~~~~

Mittags

MÖHRENSALAT MIT KORIANDER

Zutaten
10 mittelgroße Möhren
5 cm frischer Ingwer
1 Zitrone
etwas Zucker
Salz
frisch gemahlener Pfeffer
1 Bund Koriander
3 EL ungesalzene Erdnüsse

Zubereitung
Die Möhren waschen, putzen und fein raspeln. Den Ingwer schälen und fein hacken.
Die Zitrone auspressen und den Saft zusammen mit dem Zucker in einem Schälchen gut verrühren. Mit Salz und Pfeffer abschmecken.
Den Koriander waschen, trocken tupfen und grob hacken.
Die Erdnüsse in einer beschichteten Pfanne ohne Fett kurz anrösten, dann fein hacken. Alles in einer Schüssel miteinander vermengen und im Kühlschrank ca. 1 Stunde lang gut durchziehen lassen. Zuletzt nochmals mit Salz, Pfeffer und eventuell Zucker abschmecken.

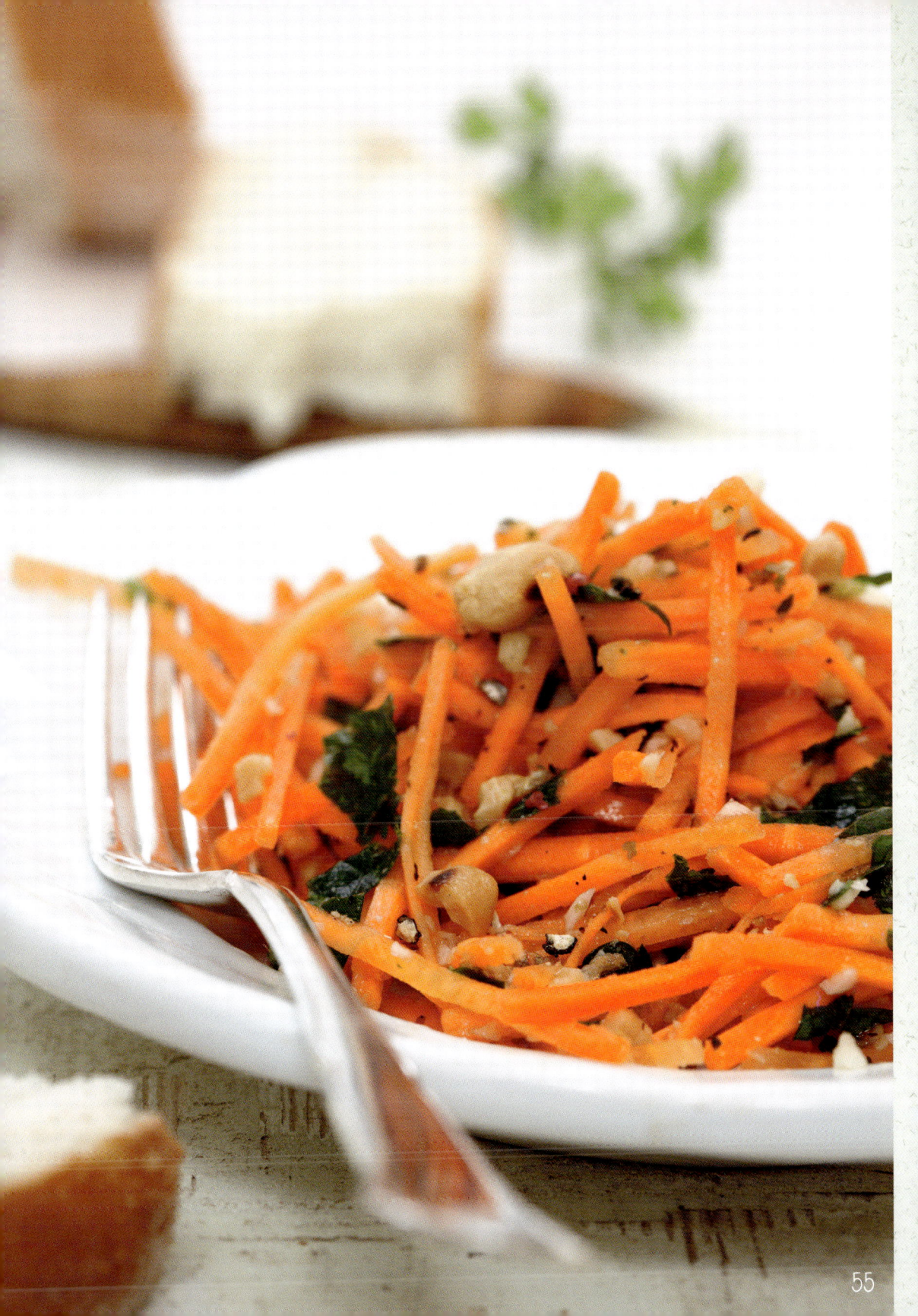

BUNTES GEMÜSE AUS DEM WOK

Zutaten

200 g Chinakohl
200 g Möhren
200 g Brokkoli
200 g grüner Spargel
100 g Mungobohnensprossen
2 Schalotten
1 Knoblauchzehe
2 cm frischer Ingwer
3 EL Erdnussöl
Salz
2 EL Gemüsebrühe
2 EL Sojasauce
2–3 EL Sesamöl

Zubereitung

Den Chinakohl putzen, waschen, trocken schleudern und in schmale Streifen schneiden. Die Möhren waschen, putzen und schräg in 1/2 cm dicke Scheiben schneiden. Den Brokkoli putzen, waschen und in kleine Röschen zerteilen. Den Spargel waschen, trocknen, die holzigen Enden abtrennen und den Spargel in 4 cm lange Stücke schneiden. Die Sprossen kalt abspülen und trocken tupfen. Die Schalotten schälen und fein würfeln. Knoblauch und Ingwer schälen und fein hacken.
Das Erdnussöl im Wok erhitzen, Schalotten, Knoblauch, Ingwer und 1 Prise Salz dazugeben. Unter ständigem Rühren 1 Minute anbraten. Möhren, Brokkoli und Spargel hinzufügen und 1 Minute anbraten. Die Gemüsebrühe dazugeben, den Wok mit einem Deckel verschließen und das Gemüse 2–3 Minuten garen. Anschließend Chinakohl und Sprossen dazugeben und das Ganze unter ständigem Rühren nochmals 3–4 Minuten bissfest garen.
Mit Sojasauce und Sesamöl würzen, abschmecken und sofort servieren.

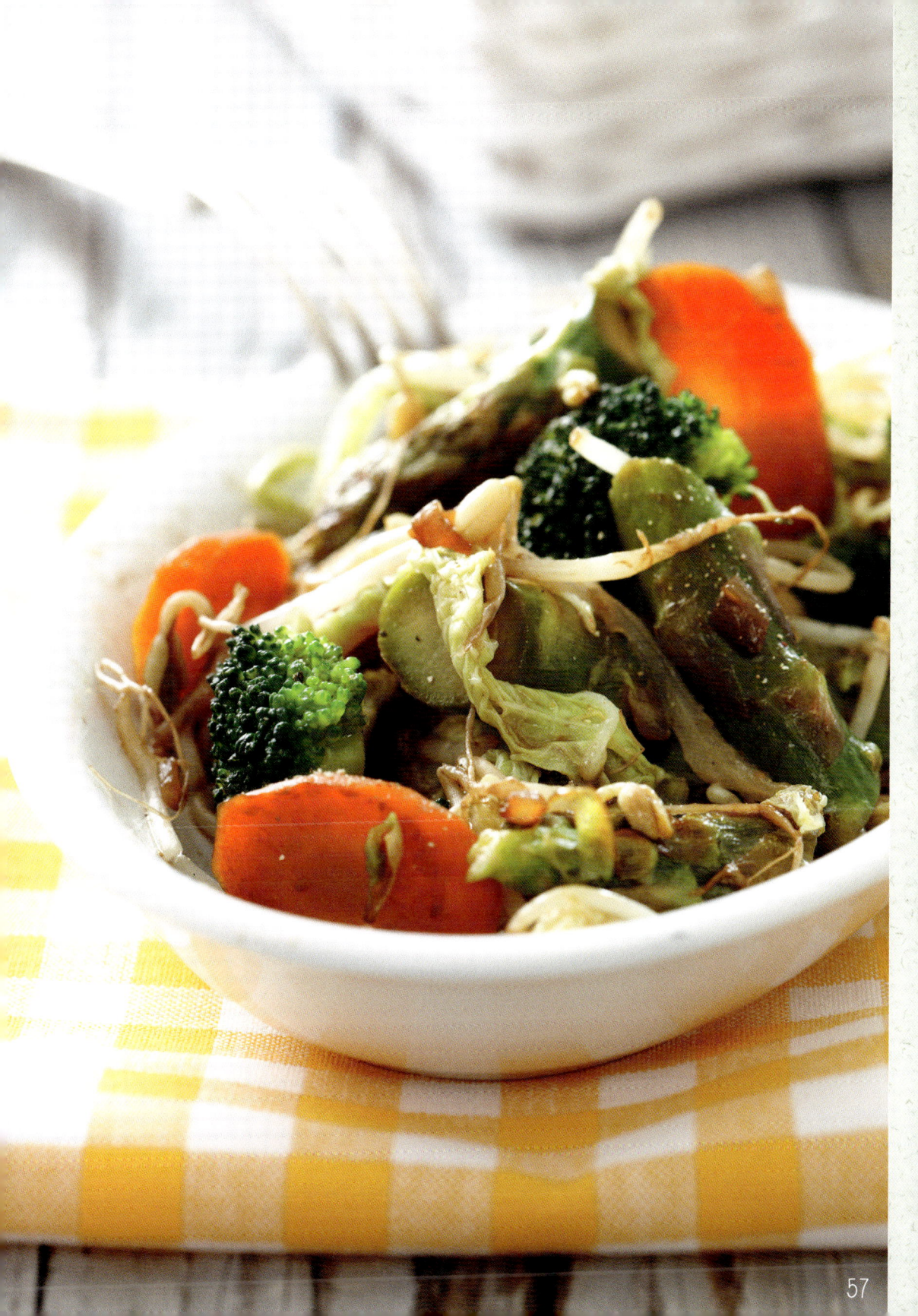

Sonntag

Morgens

MÜSLI

Mittags

SPINAT MIT CHAMPIGNONS

Zutaten für 2 Personen
300 g Spinat
1 große Möhre
150 g braune Champignons
1 Schalotte
2 EL Olivenöl
Sesamsalz (oder Kräutersalz)
edelsüßes Paprikapulver
Kurkumapulver
frisch gemahlener Pfeffer
Basilikum zum Garnieren (nach Belieben)

Zubereitung

Den Spinat waschen, trocken schütteln und grob zerkleinern. Die Möhre waschen, abbürsten, putzen und auf einer Küchenreibe fein raspeln. Die Pilze mit feuchtem Küchenpapier abreiben und in Scheiben schneiden. Die Schalotte schälen und fein würfeln.
Das Olivenöl in einer Pfanne erhitzen, die Pilze und die Schalottenwürfel darin anbraten. Die Möhrenraspel hinzufügen und unter Rühren weiterbraten. Den Spinat dazugeben und unter Rühren zusammenfallen lassen. Evtl. 1–2 Esslöffel Wasser in die Pfanne geben, damit der Spinat anfängt zu schmoren. Weitere 5 Minuten braten, dann mit Salz, Paprikapulver, Kurkuma und Pfeffer abschmecken. In Schälchen anrichten und nach Belieben mit Basilikum garnieren.

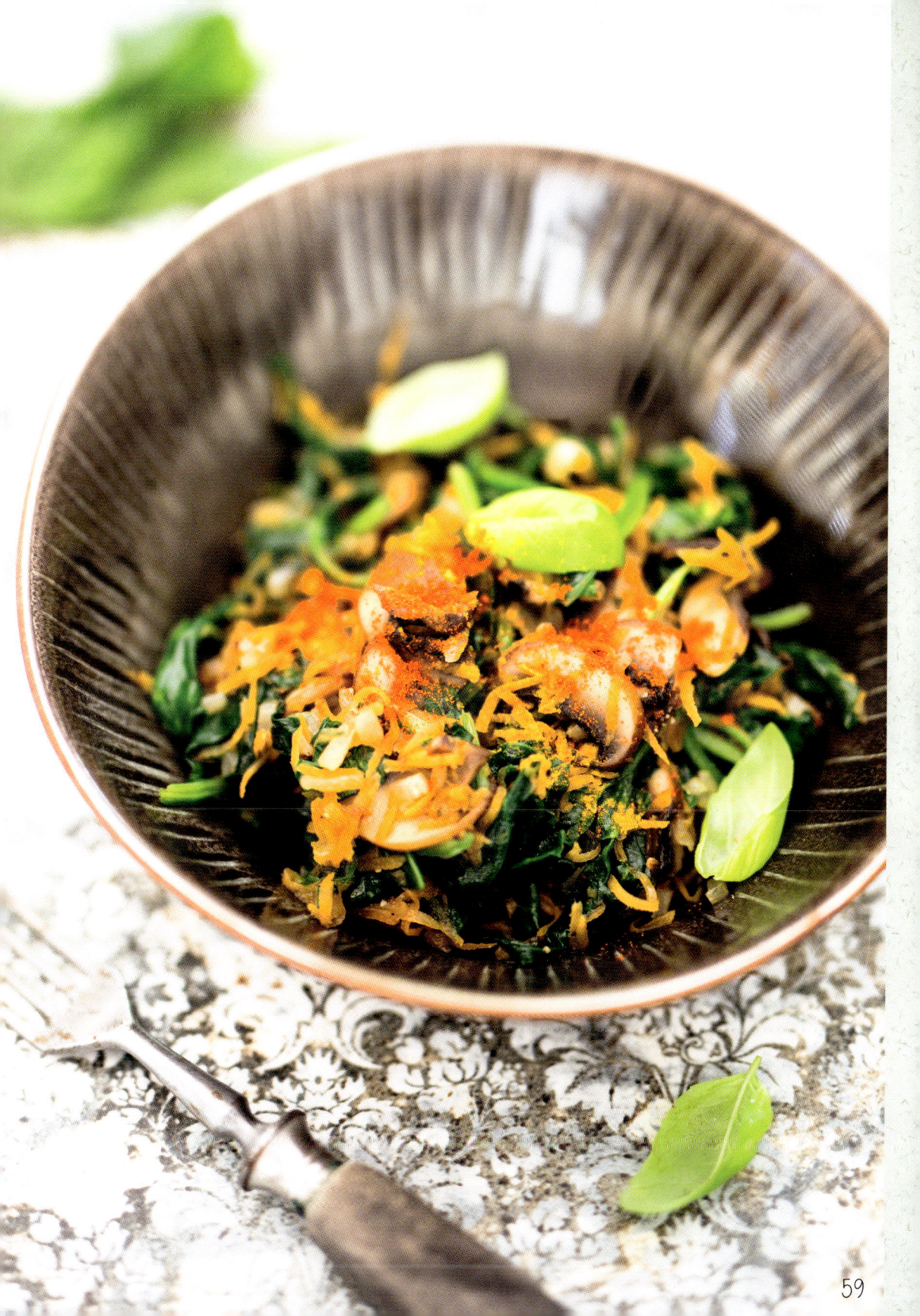

Abends

BASISREZEPT GEMÜSEBRÜHE

~~~~~~~~~~~~~~~~~~~~~~~~~~~~~~~~~~~~~

Zutaten

1 Stange Sellerie
2–3 Lorbeerblätter
3–5 Nelken
½ Stange Lauch
1 Möhre
½ Bund Petersilie
2–3 l Wasser
Gemüsereste: z. B. Schale und Blätter der Kohlrabi, Strunk vom Brokkoli und Blumenkohl, Blätter von Radieschen usw.

Zubereitung

Alle Zutaten in einem Topf zum Kochen bringen. 1–2 Stunden köcheln lassen. Die Brühe in einen Topf abgießen und das Gemüse entsorgen. Die Brühe ist im Kühlschrank 2–3 Tage haltbar.

Tipp: Die Brühe kann portionsweise eingefroren werden. Verwenden Sie keine Zwiebeln, da der Geschmack der Zwiebel sonst den Geschmack des restlichen Gemüses überdeckt.

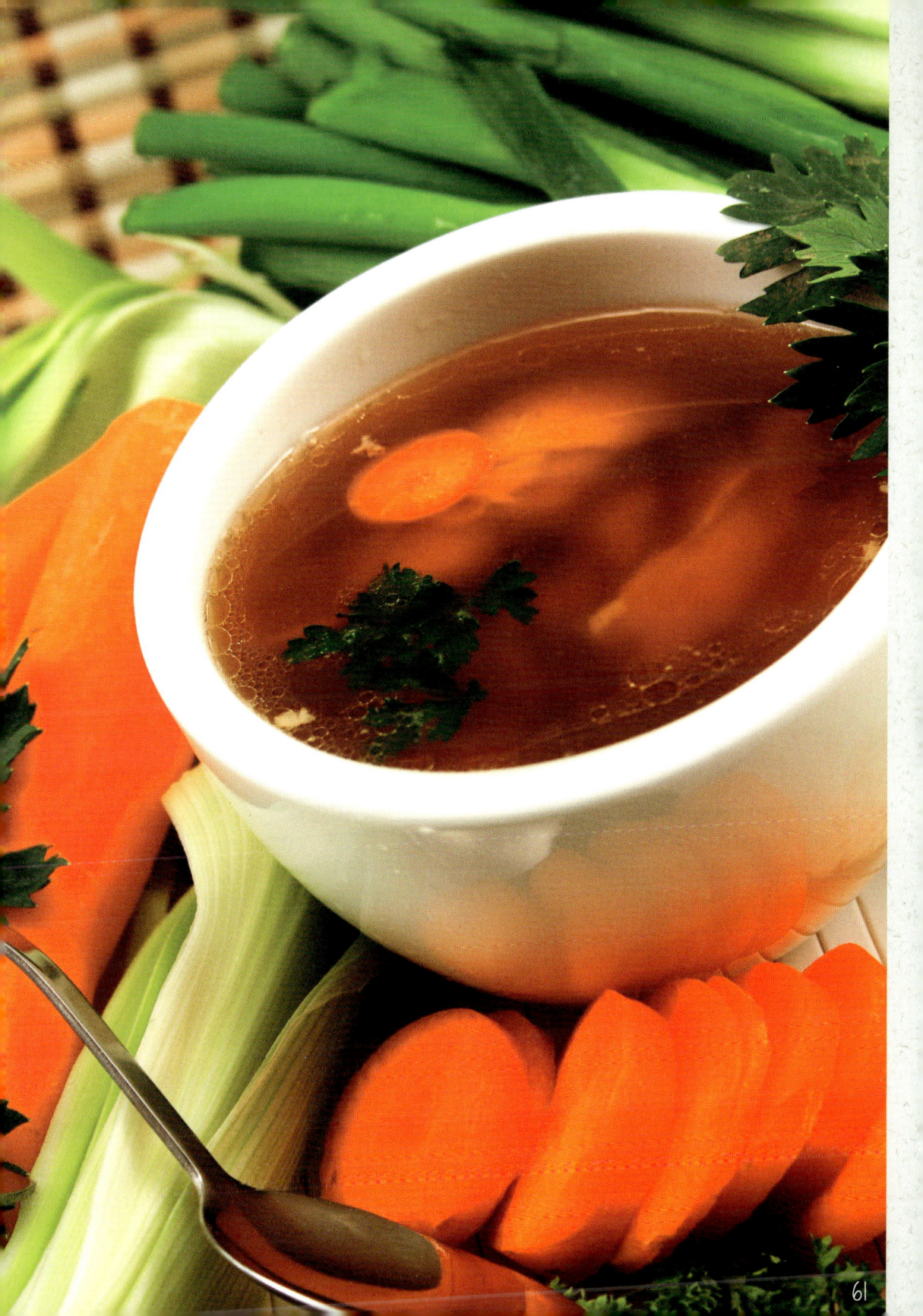

Extra-Tipp:

Mit Schüßler-Salzen Heißhungerattacken vorbeugen und überwinden

Die Erfahrungen in der Biochemie nach Dr. Schüßler zeigen, dass hinter diesen „Bedürfnissen" immer ein Bedarf an einem Schüßler-Salz verborgen ist. Wird dieser Bedarf gedeckt, verschwinden die „ungesunden" Bedürfnisse. In der akuten Situation einer Heißhungerattacke wird alle fünf Minuten eine Tablette des ausgewählten Schüßler-Salzes gelutscht.

Bedürfnis/Appetit auf	Schüßler-Salz
Fette Speisen/Sahne	Nr. 9 Natrium phosphoricum D 6
Fleisch	Nr. 2 Calcium phosphoricum D 6
Geräuchertes, Speck	Nr. 2 Calcium phosphoricum D 6
Heißhunger (allgemein)	Nr. 9 Natrium phosphoricum D 6
Kakao/Schokolade	Nr. 7 Magnesium phosphoricum D 6
Mehlspeisen	Nr. 9 Natrium phosphoricum D 6
Milch(-produkte)	Nr. 2 Calcium phosphoricum D 6
Nüsse	Nr. 5 Kalium phosphoricum D 6
Pikantes	Nr. 2 Calcium phosphoricum D 6
Salz	Nr. 8 Natrium chloratum D 6
Süßes	Nr. 9 Natrium phosphoricum D 6

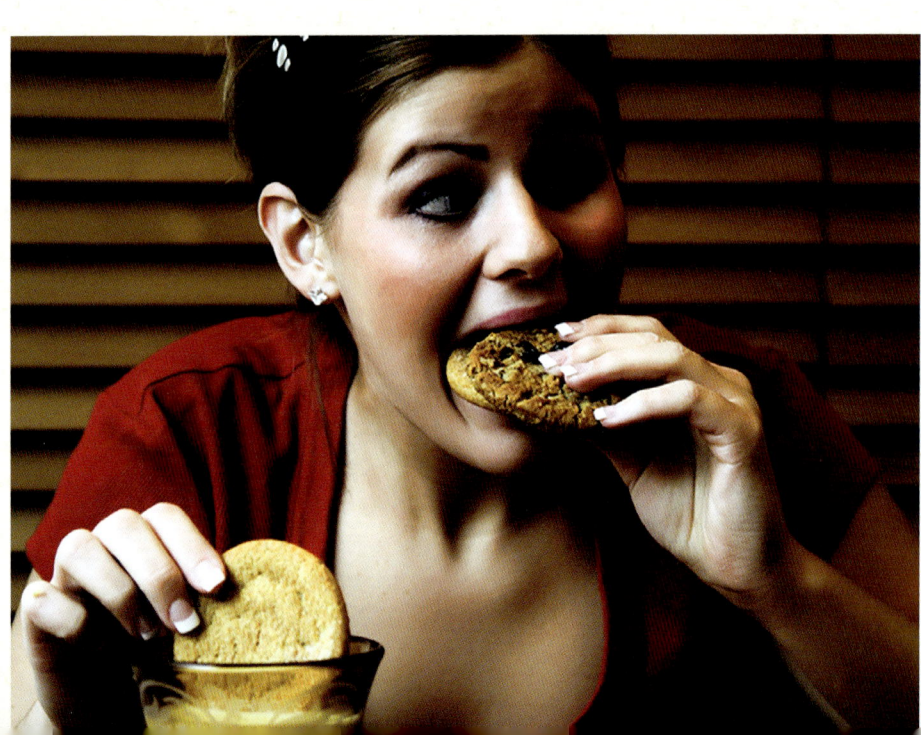

DIE SOMMER-BASEN-KUR

Sommerzeit ist Urlaubszeit: Basenfasten im Urlaub und auf Reisen

Basenfasten unterwegs, auf Geschäftsreise oder im Urlaub, ist nicht leicht, aber auch nicht unmöglich. Haben Sie am besten immer einen Vorrat an Quellwasser dabei, nur manche Hotels bieten es an. Beim Frühstück im Hotel greifen Sie am besten

zu frischem Obst oder einem Fruchtsalat, aber achten Sie darauf, dass dieser nicht aus Dosenobst besteht. Auch eine Auswahl an Nüssen sollte zu finden sein. Haben Sie zudem am besten Ihre eigenen basischen Teebeutel dabei.

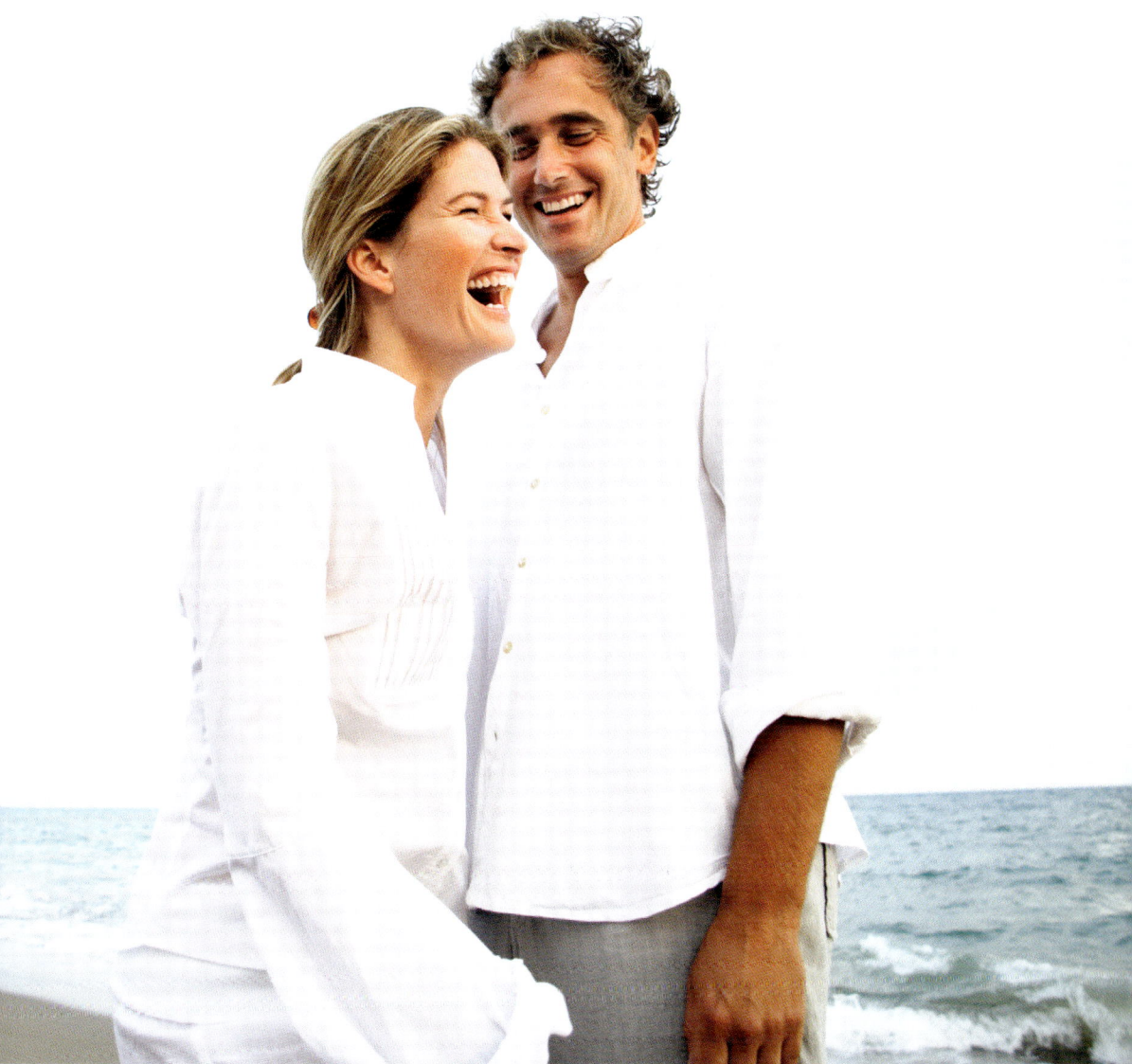

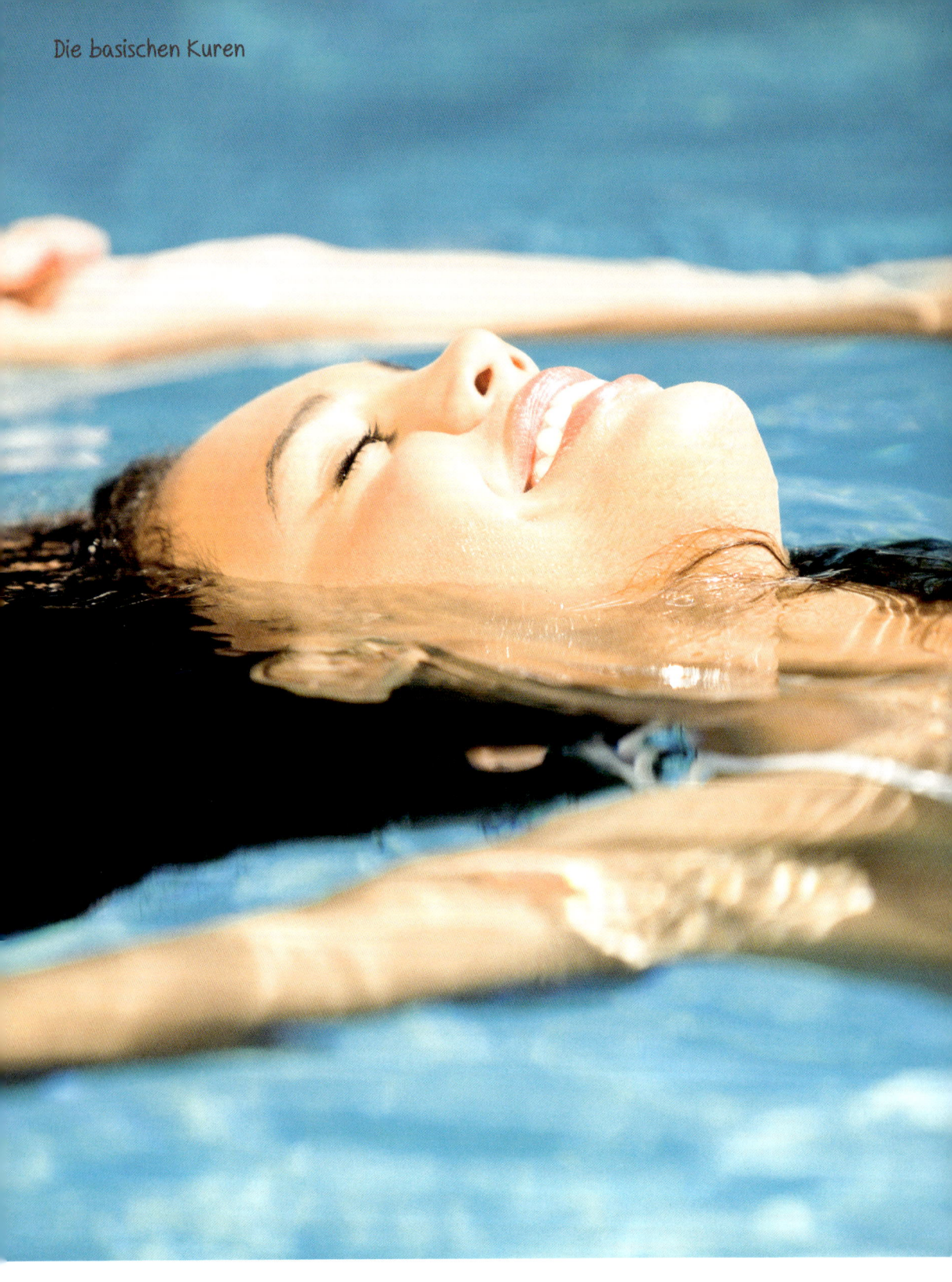

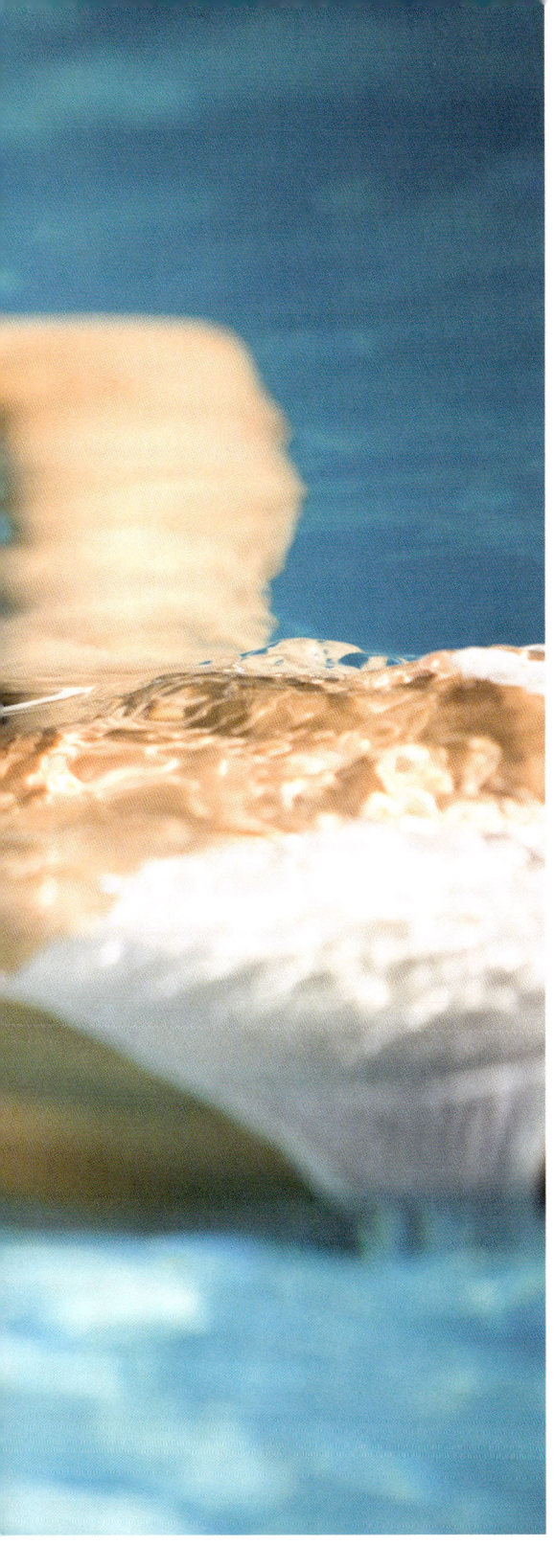

Wenn es mittags ein Buffet gibt, können Sie sich die basischen Gerichte aussuchen, aber passen Sie auf, dass diese, wenn überhaupt, wenig Sahne, Butter oder Knoblauch enthalten. Falls Sie nichts finden, können Sie den Koch fragen, der sicher etwas Basisches zaubern kann. Essen Sie auswärts, halten Sie Ausschau nach einem Restaurant mit frischem Salat oder Salatbuffet oder nach rohem, gekochtem oder gegrilltem Gemüse.

Am Abend fragen Sie im Hotel nach etwas abgekochtem oder gegrilltem Gemüse und lassen Sie sich Olivenöl, Salz und Pfeffer dazu reichen. Außerdem können Sie sich Salzkartoffeln oder Pellkartoffeln bestellen, die Sie dann mit selbst mitgebrachtem Pesto essen können. Folienkartoffeln können Sie ohne Creme genießen. Wenn Sie nicht viel Hunger haben, können Sie sich auch eine klare Gemüsebrühe machen lassen oder diese mit einem basischen Gemüsebrühwürfel selbst zubereiten.

Bewegung

Der Sommer lädt zu einem Freibad-, See- oder Meerbesuch ein. Schwimmen belebt den Kreislauf, stärkt Muskeln und Herz und senkt den Blutdruck. Regelmäßiges Schwimmen kann Stress reduzieren, sodass sich auch Verspannungen im Schulter- und Nackenbereich lösen. Für Verspannungen im Nacken- und Rückenbereich am besten kraulen. Dies sollten Sie dann zweimal in der Woche 30 Minuten tun, so werden Sie auch einen wunderbaren Nebeneffekt bemerken, denn eine halbe Stunde Schwimmen verbraucht bis zu 350 Kalorien.

Entspannung

In der Sommerzeit steht alles in voller Blüte und es duftet an jeder Ecke herrlich erfrischend. Bei der Aromatherapie machen Sie sich aus Blättern, Blumen, Früchten und Wurzeln gewonnene ätherische Öle zunutze, die auf körperlicher und seelischer Ebene beruhigend oder anregend wirken. Die Öle werden eingeatmet, eingenommen, eingerieben, als Kompresse aufgetragen oder als Badezusatz verwendet. Der Geruch der ätherischen Öle wirkt in der Regel stimmungsaufhellend. Die Aromatherapie wird sehr erfolgreich als zusätzliche Unterstützung bei Stresssymptomen, chronischen Schmerzen oder depressiven Verstimmungen angewendet.

Achtsamkeit – Beziehungen

- Behandeln Sie heute jeden Menschen, dem Sie begegnen, mit Achtsamkeit! Konzentrieren Sie sich auf Ihr Gegenüber und bleiben Sie währenddessen in sich präsent.
- Vergeben ist wichtig. Wenn Sie es nicht persönlich tun wollen, schreiben Sie einen Brief an die Person, die Sie verletzt hat. So können alle Gefühle auf dem Papier losgelassen werden.
- Schenken Sie einem Fremden heute ein Lächeln!

Anti-Aging

Jetzt ist die richtige Zeit, mit Kneipp'schen Anwendungen zu beginnen, um die Gefäße der Beine zu trainieren, Krampfadern und Besenreisern vorzubeugen. Bei warmen Außentemperaturen stellen sich die Gefäße weit und es tritt Flüssigkeit in das umliegende Gewebe aus. Schwellungen sind die Folge. Mit Kneipp'schen Kniegüssen beugen Sie dem gezielt vor.

Nehmen Sie die Handbrause Ihrer Dusche und beginnen Sie an den Zehen des rechten Fußes. Leiten Sie den Strahl dreimal über den Fußrücken, dann langsam außen am Bein aufwärts bis eine Handbreit über der Kniekehle. Dann führen Sie den Wasserstrahl auf der Innenseite des Unterschenkels

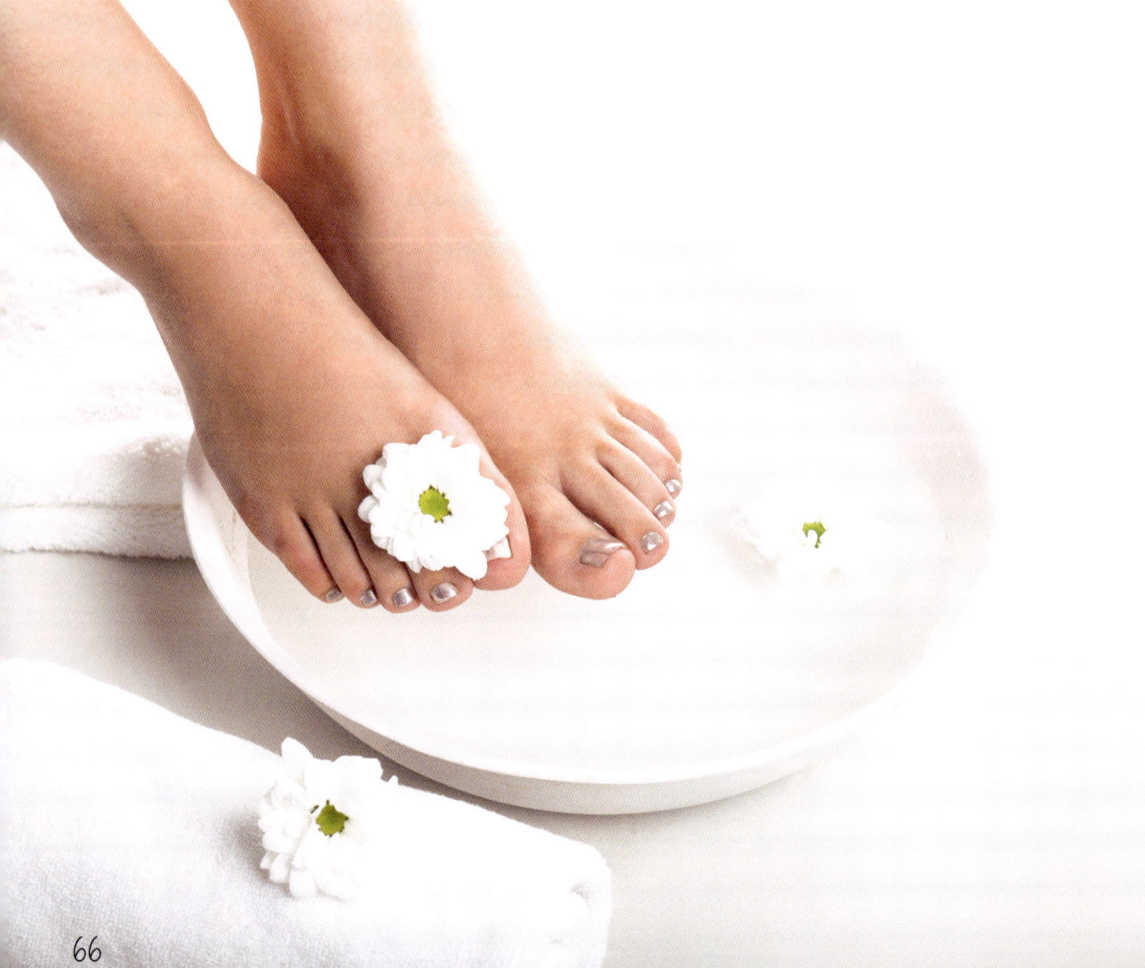

zurück zum Fuß und wiederholen die Anwendung am linken Bein. Danach geht es wieder zum rechten Bein. Führen Sie den Strahl an der Innenseite nach oben, halten Sie über der Kniescheibe kurz an und führen Sie den Strahl auf der Beinaußenseite zum Fuß zurück. Links wiederholen. Dann streifen Sie das Wasser ab und bewegen sich. Cremen Sie sich anschließend mit der biochemischen Lotion Nr. 1 und Nr. 11 ein, um Haut und Gefäßbindegewebe nachhaltig zu kräftigen. Wenn Sie einen Garten haben, nehmen Sie die Güsse einfach mit einem Gartenschlauch im Freien vor.
Achtung: Bei Kneipp'schen Anwendungen sollten Sie bei Vorerkrankungen erst den Arzt fragen.

Wellness

Zusätzlich zum Basenbad können Sie ein **Fußbad** ausprobieren:
Für ein Fußbad wird 1 Esslöffel Badesalz in die Fußwanne gegeben. Die Badedauer beträgt mindestens 30 Minuten. Besonders wohltuend: Die Fußwanne nur zur Hälfte mit warmem Wasser füllen, danach alle 10 Minuten warmes Wasser nachfüllen (lassen). Die Füße anschließend behutsam mit lauwarmem Wasser abwaschen und abtrocknen. Weitere Pflegeprodukte sind in der Regel nicht notwendig.

Die Sommer-Schüßler-Kur

Ziel: Vitalität, gesunde Bräune

Schüßler-Salze	Wirkung	Einnahmeempfehlung Tabl./Tag
Nr. 3 Ferrum phosphoricum D 12	verbesserter Stoffwechsel der Haut	5–7
Nr. 6 Kalium sulfuricum D 6	verbesserter Zellstoffwechsel, gleichmäßige Pigmentierung	7
Nr. 8 Natrium chloratum D 6	reguliert den Flüssigkeitshaushalt, stabilisiert den Säure-Basen-Haushalt, entgiftet	7–10
Nr. 10 Natrium sulfuricum D 6	unterstützt Leber und Dickdarm in der Entgiftung, Ausscheidung von Stoffwechselprodukten	7

Für Spezialisten: + 19 (Pigmentflecken)
Äußerlich: Nr. 1, Nr. 11, bei Pigmentflecken: Nr. 6

Die Mischung sollte über den Tag verteilt genommen werden. Die Tabletten werden entweder gelutscht oder in Wasser aufgelöst genommen. Dabei die Lösung einen Moment im Mund halten. Die Kur sollte 4–8 Wochen umfassen, bei Pigmentflecken 2–3 Monate.

Der Sommer-Basen-Kur-Tag

Frisches Obst und Gemüse der Saison:

Obst: Äpfel, Aprikosen, Birnen, Brombeeren, Erdbeeren, Heidelbeeren, Himbeeren, Johannisbeeren, Kirschen, Mirabellen, Nektarinen, Pfirsiche, Pflaumen, Preiselbeeren, Rhabarber, Stachelbeeren, Weintrauben, Zwetschgen
Gemüse: Auberginen, Austernpilze, Blumenkohl, Brokkoli, Champignons, Chinakohl, Eisbergsalat, Endiviensalat, frische Erbsen, Fenchel, Friséesalat, Frühlingszwiebeln, grüne Bohnen, Gurken, Kartoffeln, Knoblauch, Knollensellerie, Kohlrabi, Kopfsalat/Lollo Rosso, Kräuterseitlinge, Kresse, Mangold, Möhren, Paprika, Pfifferlinge, Portulak, Radicchio, Radieschen, Rettich, Rote Bete, Rotkohl, Rucola, Sauerampfer, Spinat, Spitzkohl, Stangensellerie, Steinpilze, Tomaten, Weißkohl, Wirsing, Zucchini, Zwiebeln

Morgens

MÜSLI

Mittags

SCHARFER GURKENSALAT MIT KORIANDER

Zutaten

2 Salatgurken	4 cm frischer Ingwer	2 TL Zitronensaft
2 rote Chilischoten	4 EL Olivenöl	Salz
8 Korianderstängel	4 EL Obstessig	frisch gemahlener Pfeffer

Zubereitung

Die Gurken schälen, putzen und in dünne Scheiben hobeln. Die Chilischoten waschen, putzen und in feine Würfel oder Ringe schneiden. Den Koriander waschen, trocken tupfen und grob hacken.
Den Ingwer schälen und in feine Würfel schneiden. Das Öl in einer kleinen Pfanne erhitzen und den Ingwer darin andünsten.
Für das Dressing das Öl mit den Ingwerwürfeln in eine Schüssel geben, Essig und Zitronensaft dazumischen und mit Salz und Pfeffer würzen. Zuletzt die Chiliwürfel und den Koriander untermischen. Die Gurkenscheiben auf 4 Schälchen verteilen und das Dressing darübergeben.

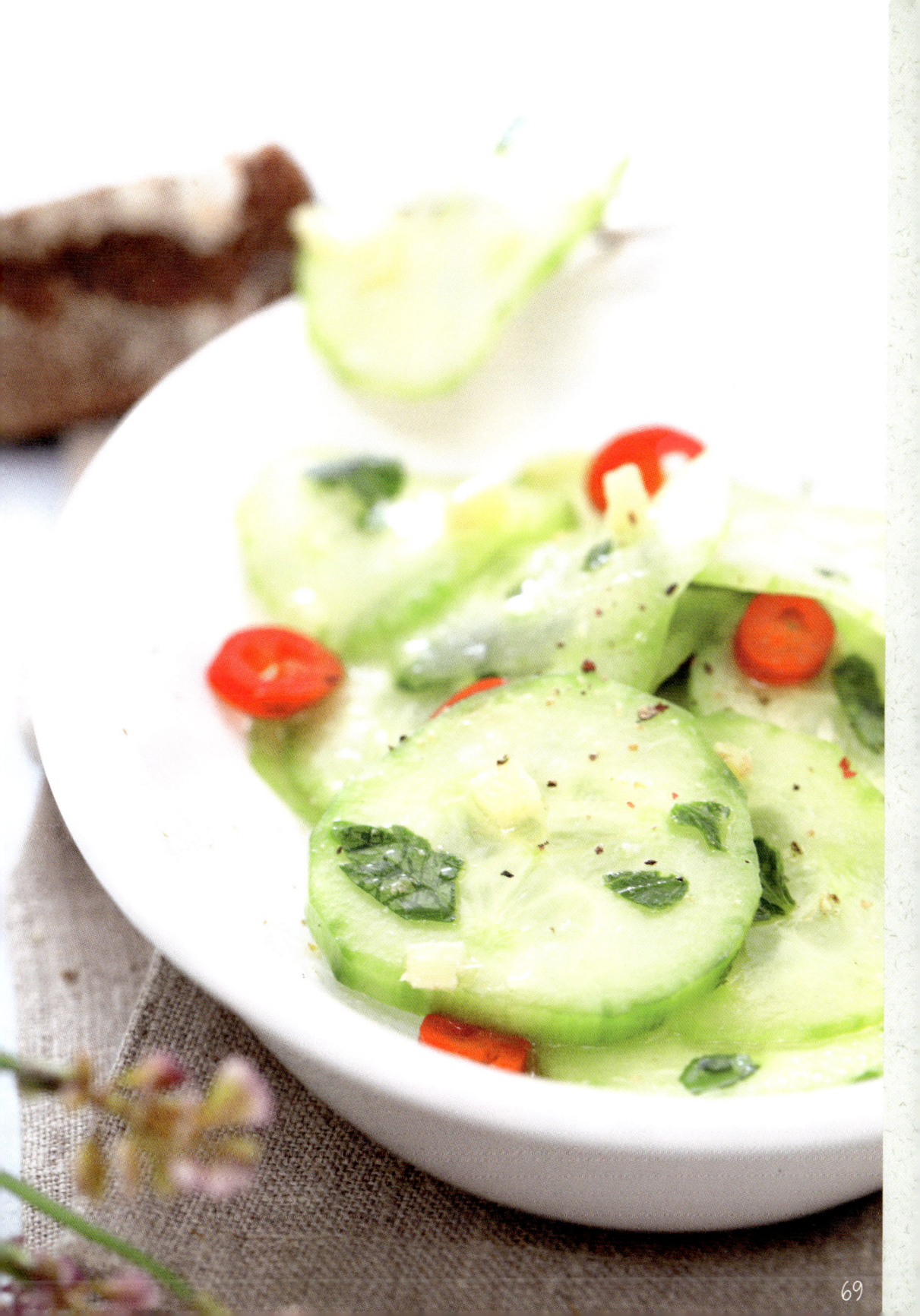

Abends

FRISCHE MÖHRENSUPPE

Zutaten
500 g Möhren
500 ml Gemüsebrühe
100 g Sahne
1 TL milde Currypaste
Salz
frisch gemahlener Pfeffer

Zubereitung
Die Möhren waschen, putzen, klein schneiden und in ungefähr der Hälfte der Brühe etwa 20 Minuten lang weich kochen, anschließend pürieren. Die restliche Brühe und die Sahne dazugießen und alles heiß werden lassen. Abschließend die Suppe mit der Currypaste, Salz und Pfeffer pikant abschmecken. Am besten mit frischem Weißbrot genießen.
Die Suppe kann gut vorbereitet und erst vor dem Servieren nochmals erhitzt werden.

Tipp: Sie können die Suppe noch etwas abwandeln, indem Sie 2 große gekochte Kartoffeln unterpürieren oder etwas Sellerie dazugeben. Wenn Ihnen die Curry-paste zu scharf ist, würzen Sie mit etwas Currypulver.

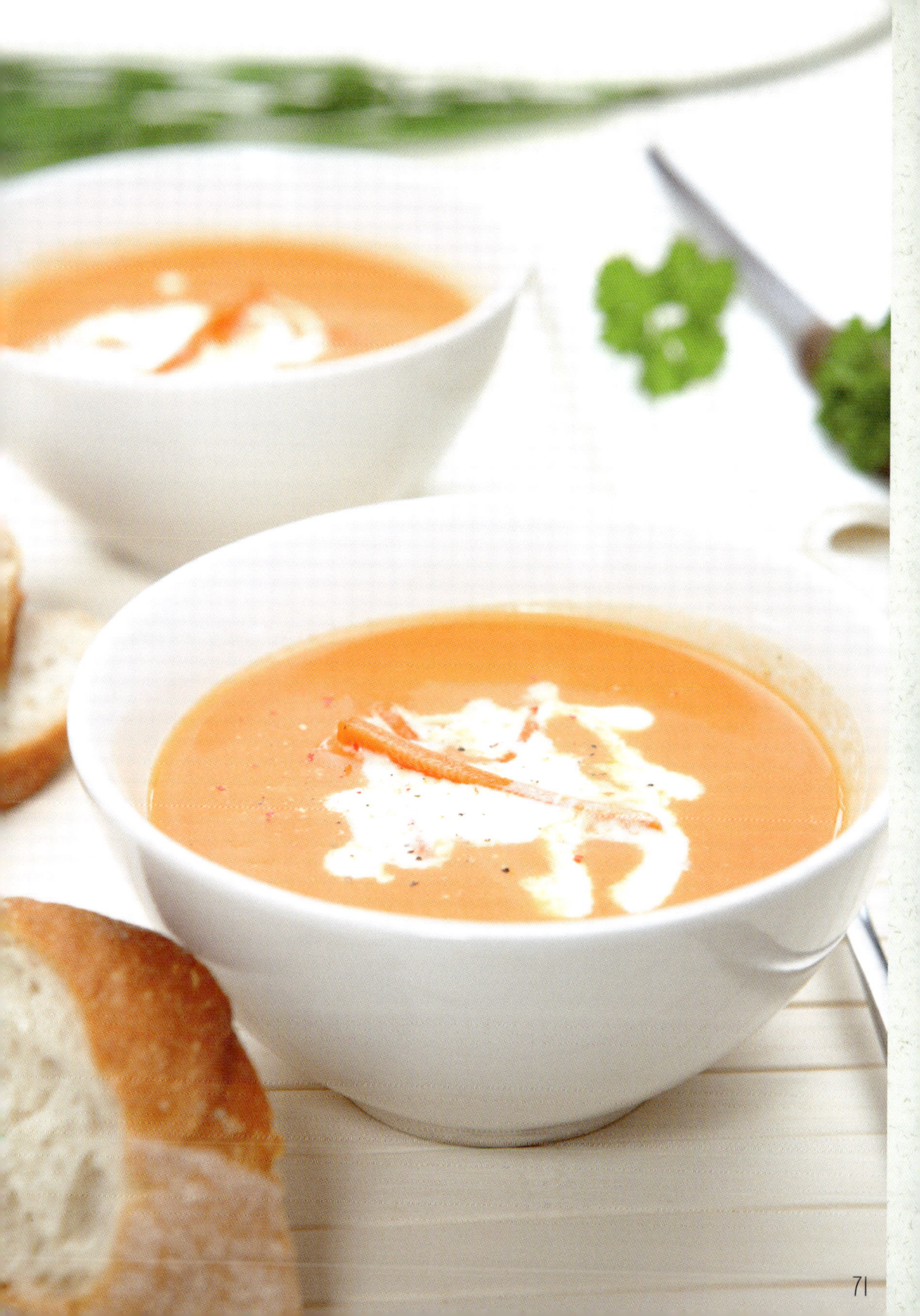

Das Sommer-Basen-Kur-Wochenende

Samstag

Morgens

MÜSLI

~~~~~~~~~~~~~~~~~~

Mittags

RUCOLA-MELONEN-SALAT

Zutaten
je ½ Bund Kerbel, glatte Petersilie, Schnittlauch
1 TL Limettensaft
2 EL Olivenöl
200 g Naturjoghurt
Salz
frisch gemahlener Pfeffer
200 g grüne Zucchini
½ Honigmelone
1 gelbe Zucchini
6 Erdbeeren
250 g Rucola

Zubereitung
Kerbel, Petersilie und Schnittlauch waschen, trocken tupfen und fein hacken.
Limettensaft, Olivenöl, Joghurt und die gehackten Kräuter mischen und mit Salz
und Pfeffer abschmecken.
Die grüne Zucchini waschen und in Würfel schneiden. Aus der Melone mit einem
Ausstecher kleine Bällchen ausstechen. Zucchini und Melone mit der Joghurtsauce
mischen, etwas ziehen lassen und auf Gläser verteilen.
Die gelbe Zucchini waschen und in feine Scheiben schneiden. Die Erdbeeren
waschen, putzen und vierteln. Den Rucola waschen, trocken schleudern und
ebenfalls auf die Gläser verteilen. Die gelben Zucchinischeiben und die Erdbeeren
jeweils obenauf geben. Etwas Pfeffer darübermahlen und servieren.

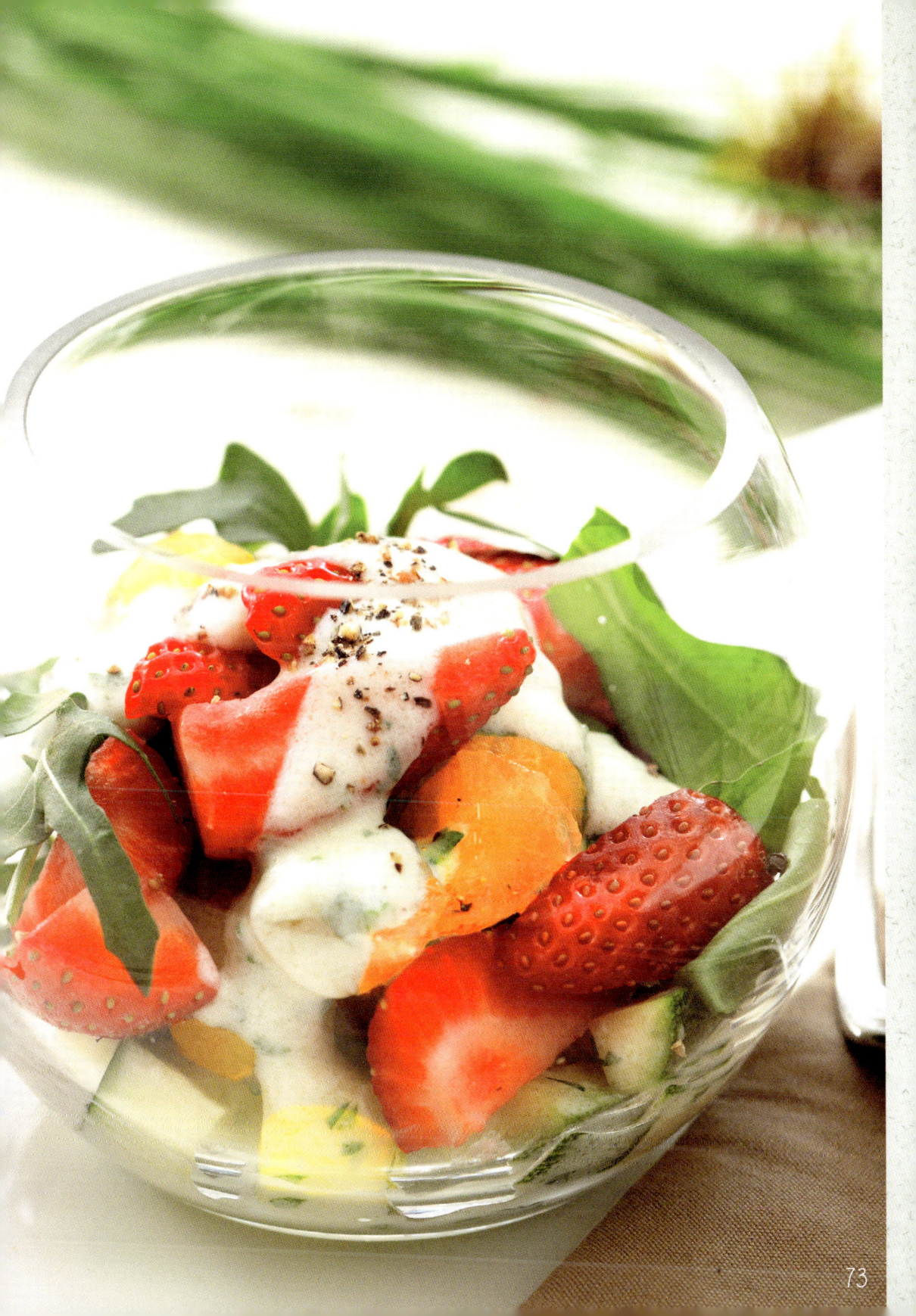

MEDITERRANES OFENGEMÜSE

Zutaten für 2 Personen
500 g kleine Kartoffeln, z. B. „Drillinge"
400 g rote Spitzpaprika
200 g Kirschtomaten
200 g Champignons
1 rote Zwiebel
1 Handvoll frische Kräuter (z. B. Thymian, Oregano, Rosmarin)
3 EL Olivenöl
Salz
frisch gemahlener Pfeffer
1 TL edelsüßes Paprikapulver

Zubereitung

Die Kartoffeln waschen und halbieren. Die Paprika waschen, halbieren, putzen und in grobe Würfel schneiden. Die Tomaten waschen und halbieren. Die Pilze putzen und vierteln. Die Zwiebel schälen und in Ringe schneiden. Die Kräuter waschen, trocken schütteln und die Blätter klein schneiden.

Den Backofen auf 200 °C vorheizen. Das Olivenöl in einer Pfanne erhitzen und die Kartoffeln darin von allen Seiten anbraten. Die Paprika hinzufügen und kurz mitbraten. Den Inhalt der Pfanne auf einem mit Backpapier ausgelegten Backblech verteilen. Die Pilze, die Tomaten und die Zwiebeln dazugeben, salzen, pfeffern, mit Paprikapulver würzen und 30 Minuten im Ofen garen. Mit den Kräutern vermengen und servieren. Nach Belieben noch mit frischen Kräutern garnieren.

Gut zu wissen

Das ätherische Öl im Oregano besteht hauptsächlich aus den Duft- und Geschmacksstoffen Carvenol und Thymol. Es hat eine antioxidative Wirkung sowie antibakterielle und desinfizierende Eigenschaften.

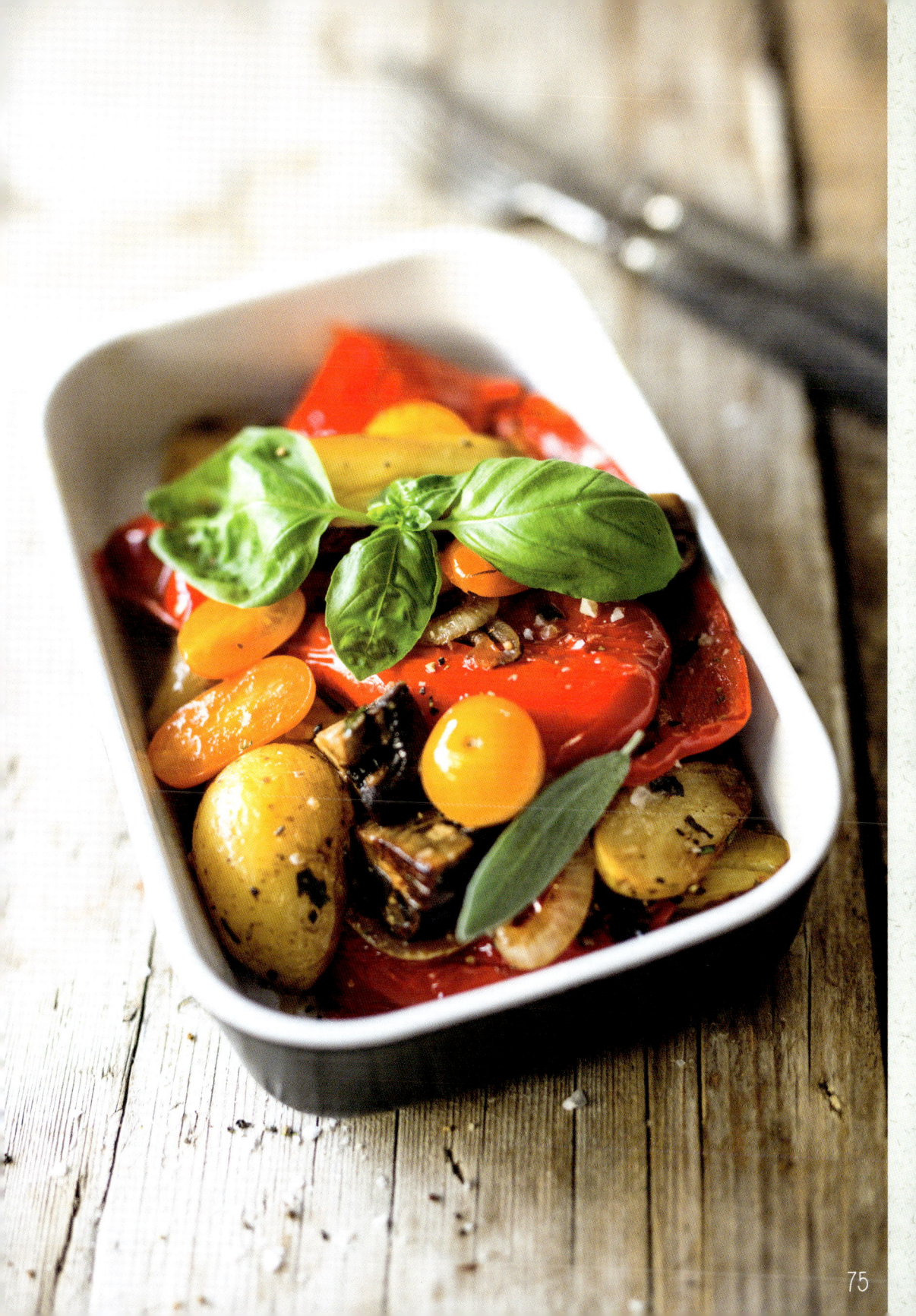

Sonntag

Morgens

MÜSLI

Abends

GEMÜSEBRÜHE

Mittags

GEMÜSESPAGHETTI MIT RUCOLA-PESTO

Zutaten für 2 Personen

Für das Pesto:
40 g Rucola
70 g Zucchini
1 Schalotte
3–4 getrocknete Tomaten
40 ml Olivenöl
2 EL Zitronensaft
1 EL Pinienkerne
Sesamsalz (oder Kräutersalz)
frisch gemahlener Pfeffer

Für die Gemüsespaghetti:
350 g Süßkartoffel
350 g Zucchini
1 Schalotte
2 EL Olivenöl
50 ml Gemüsebrühe
Salz
frisch gemahlener Pfeffer
Basilikum zum Garnieren
(nach Belieben)

Zubereitung

Für das Pesto den Rucola waschen, trocken schütteln und klein schneiden.
Die Zucchini waschen, putzen und auf einer Küchenreibe raspeln. Die Schalotte
schälen und würfeln, die getrockneten Tomaten klein schneiden. Alle vorbereiteten
Zutaten zusammen mit dem Olivenöl, dem Zitronensaft und den Pinienkernen
pürieren. Mit Salz und Pfeffer abschmecken.
Für die Gemüsespaghetti die Kartoffel schälen und die Enden gerade schneiden.
Die Zucchini waschen, putzen und ebenfalls die Enden begradigen. Beides im
Spiralschneider zu Spaghetti verarbeiten. Die Schalotte schälen und fein würfeln.
Das Olivenöl in einer großen Pfanne erhitzen und die Schalotte darin glasig
anschwitzen. Die Gemüsespaghetti hinzufügen und mit der Brühe ablöschen.
Unter gelegentlichem Rühren 5–7 Minuten schmoren lassen, bis die Brühe
verkocht ist. Mit Salz und Pfeffer würzen.
Vom Herd ziehen, das Pesto in die Nudeln rühren und auf Tellern anrichten.
Nach Belieben mit Basilikum garnieren.

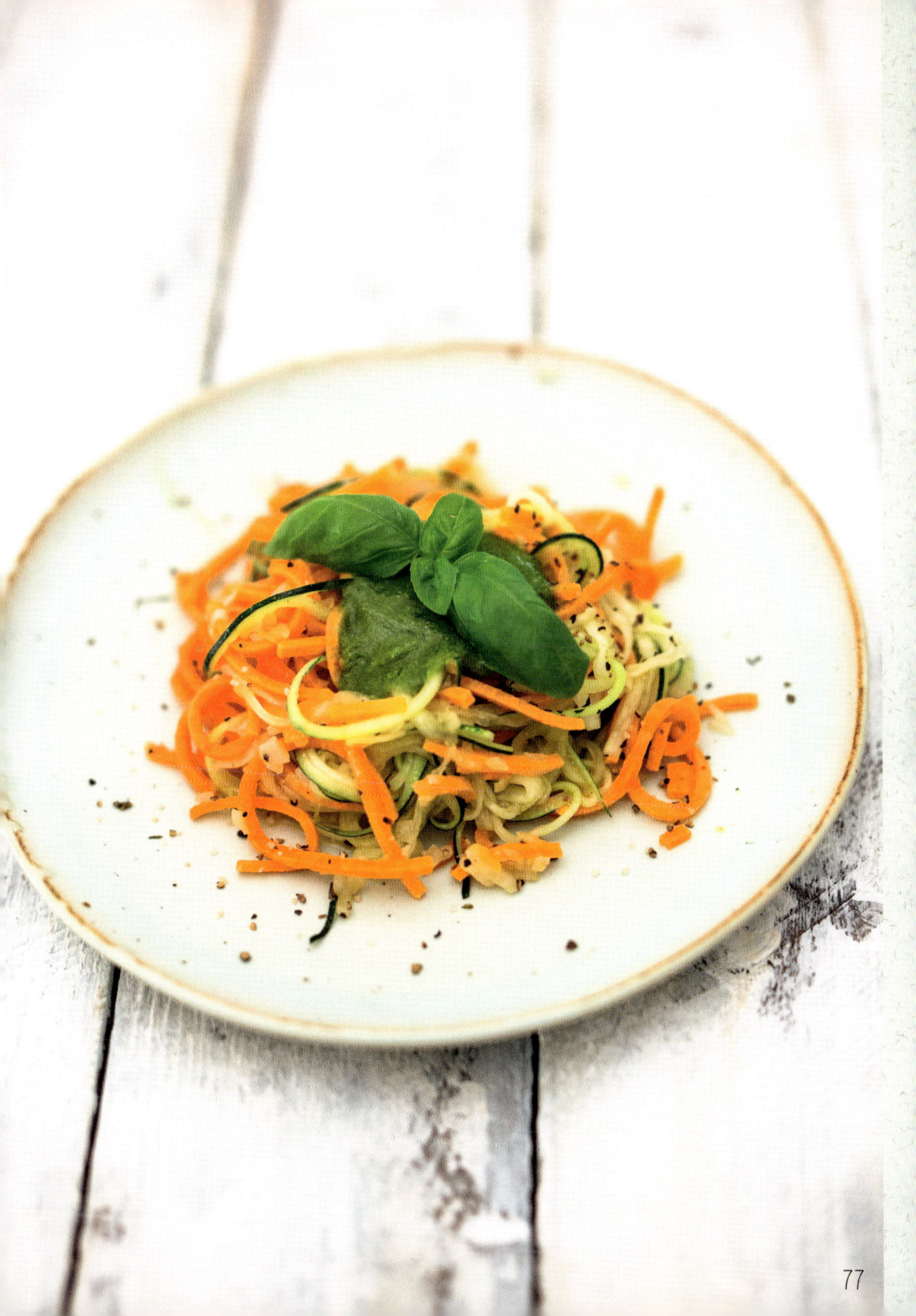

DIE HERBST-BASEN-KUR

Bewegung

Radfahren ist im Herbst ein beliebter Freizeitsport. Dabei wird nicht nur das Herz-Kreislauf-System trainiert, sondern auch die Muskulatur des ganzen Körpers. Die Beinmuskulatur sorgt für die Tretbewegung, die Rumpfmuskulatur stabilisiert den Körper auf dem Rad und die Schulter-Arm-Muskulatur stützt den Körper am Lenker. Achten Sie nur auf die richtige Sitzhöhe, Sattelposition, Lenkerhöhe und vor allem auf die Federung des Fahrrads. Stoßbelastungen durch Schlaglöcher schädigen sonst die Wirbelsäule.

Entspannung

Unser Atem ist lebenswichtig und umso wichtiger ist es, auf eine richtige Atmung zu achten. Während wir unter Stress eher flach und unvollständig atmen, ist eine bewusste Bauchatmung tiefer und vollständiger. Körper und Gehirn können mit der bewussten Atmung viel mehr Sauerstoff aufnehmen. Für eine kurze Atempause setzen Sie sich aufrecht hin, legen Ihre Hände locker auf den Bauch und atmen durch die Nase langsam und tief ein, sodass sich der Bauch weit wölbt. In fließendem Übergang durch den Mund wieder ausatmen.

Achtsamkeit – Natur

Gehen Sie heute eine Stunde im Wald spazieren! Lauschen Sie den Blättern im Wind oder dem Rauschen der Tannen, spüren Sie den Boden unter den Füßen und riechen Sie den Duft der Pflanzen.

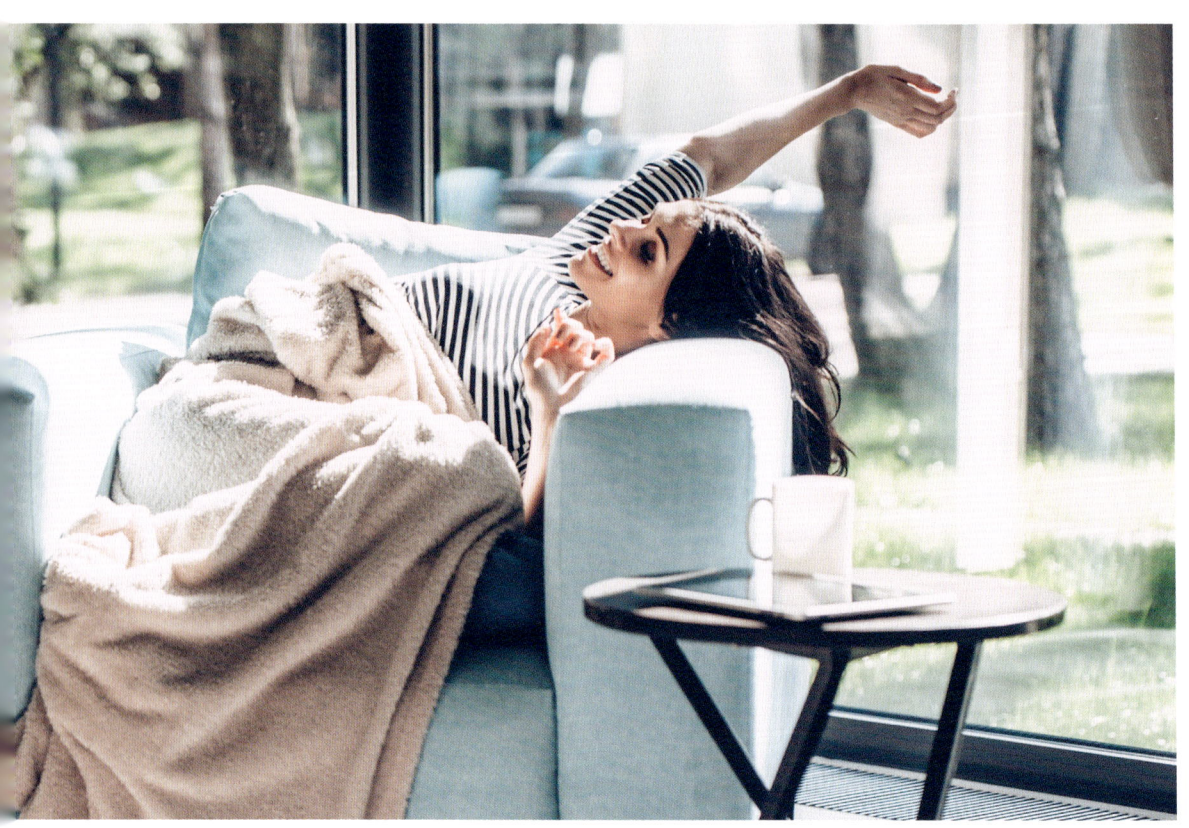

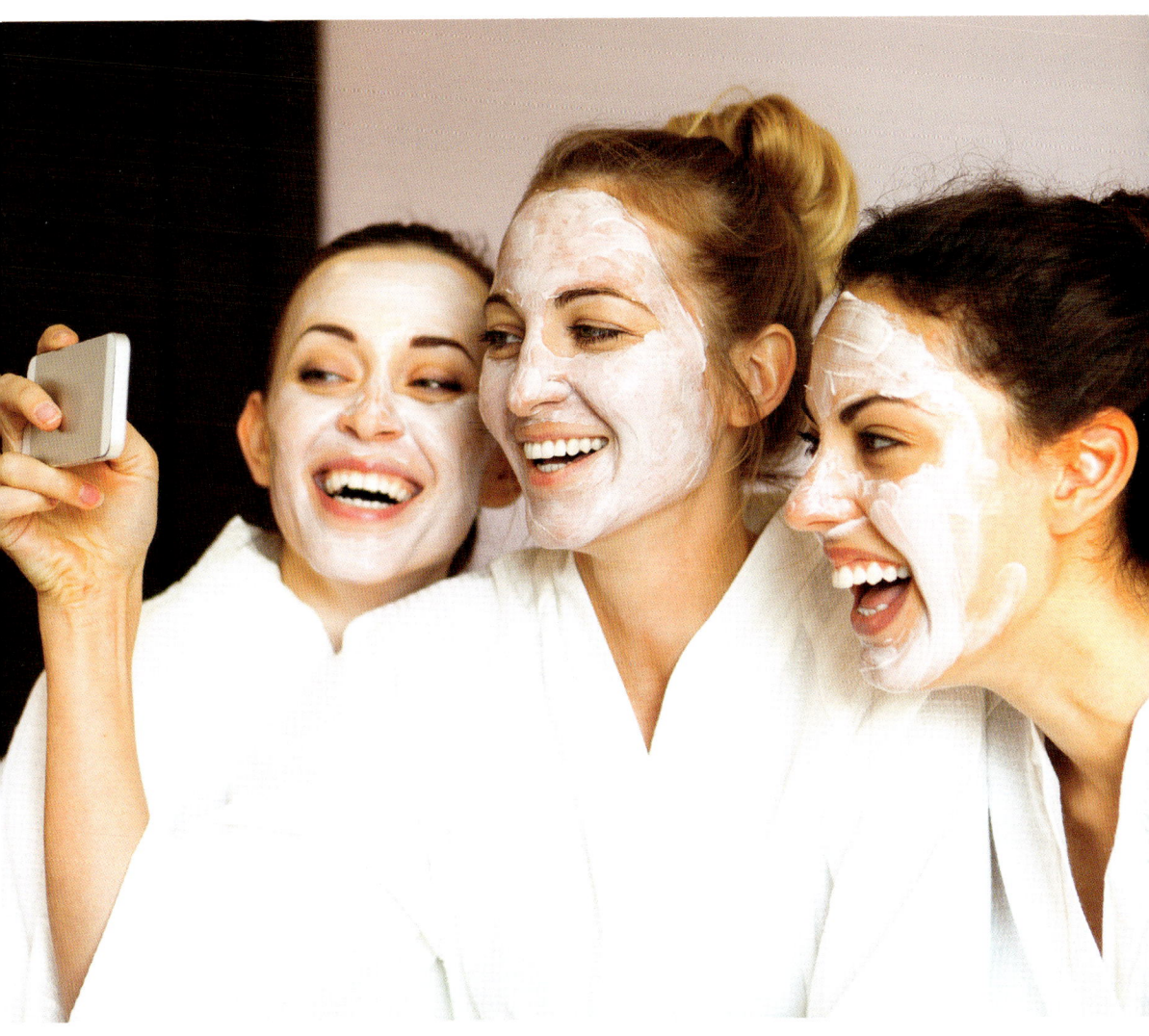

Gehen Sie im Garten oder im Wald barfuß! Spüren Sie das Gras, die Erde, die Herbstblätter unter Ihren Füßen. Mit geschlossenen Augen spüren Sie mehr, lassen Sie sich führen. Legen Sie eine CD mit Meeresgeräuschen oder Naturklängen ein. Nehmen Sie sich eine halbe Stunde Zeit, schließen Sie die Augen und meditieren Sie!

Anti-Aging

Nutzen Sie Auszeiten, um mit einer Schüßler-Salz-Maske Ihre Gesichtshaut zu vitalisieren und auf die Strapazen des Winters vorzubereiten. Ideal ist eine Kombination der Salze Nr. 1 Calcium fluoratum, Nr. 4 Kalium chloratum, Nr. 8 Natrium chloratum, Nr. 9 Natrium phosphoricum und Nr. 11 Silicea.

Für eine Mineralstoffmaske wird die Tablettenanzahl so gewählt, dass die entsprechende Fläche der Haut ausreichend bedeckt werden kann (ca. 10 Tabletten je Schüßler-Salz). Geben Sie die Tabletten in ein Schüsselchen und darüber abgekochtes, abgekühltes Wasser. Nehmen Sie zunächst nur ca. 0,1 l Wasser

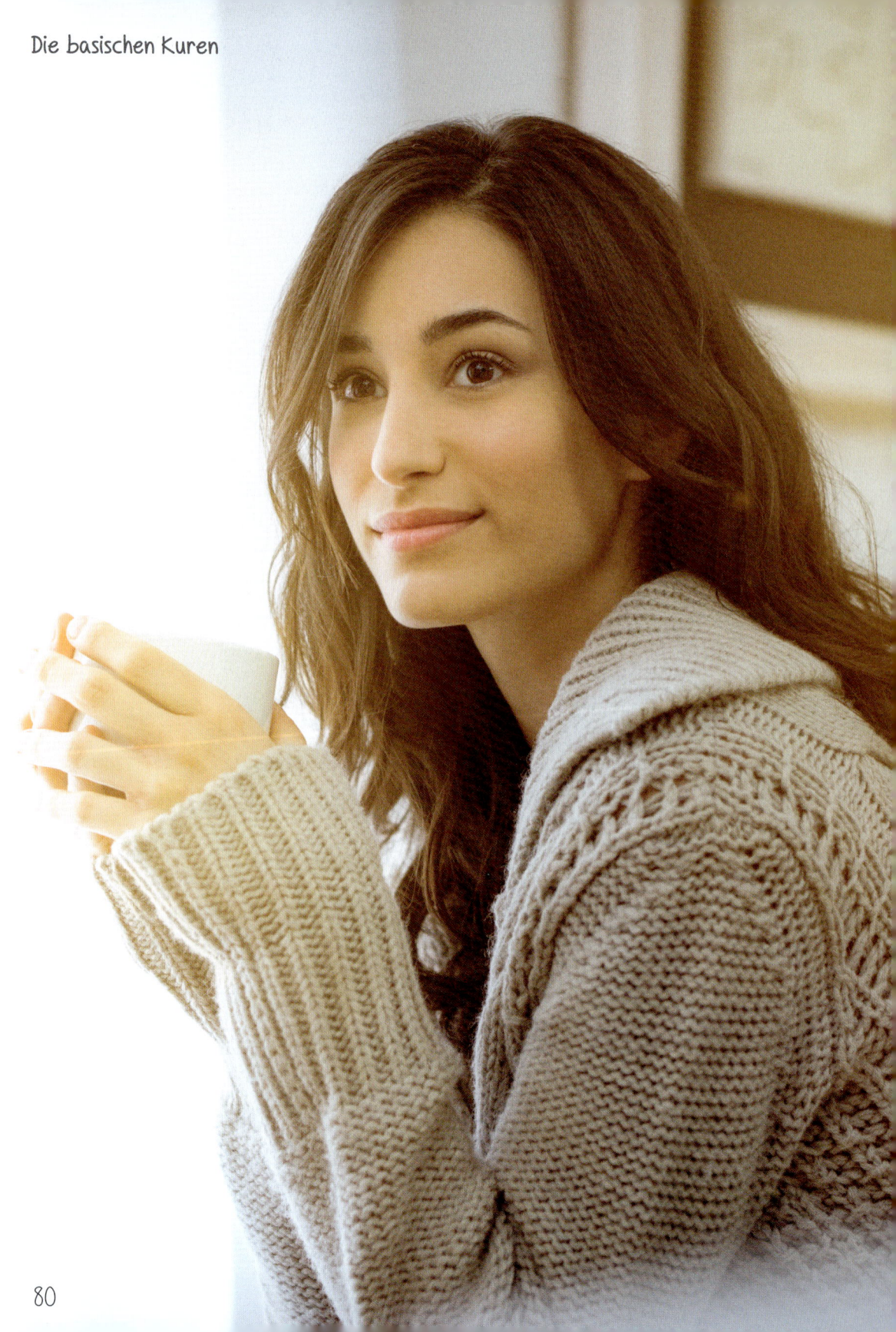

und rühren die Mineralstoffe als Brei an. Nach Bedarf geben Sie vorsichtig kleine Mengen Wasser hinzu. Der Brei sollte cremig, aber nicht flüssig sein. Tragen Sie ihn großzügig auf Gesicht und Hals auf und lassen ihn ca. 10 Minuten einwirken. Wenn die Maske trocken und dadurch härter wird, können Sie sie mit reichlich Wasser abwaschen.

Wellness

Zusätzlich zum Vollbad (siehe S. 27) empfehlen wir ein Basenpeeling.
Für ein Peeling mischen Sie 2 Esslöffel Badesalz und 2 Esslöffel Öl (z. B. Oliven- oder Sesamöl). Sie können Basenpeelings gezielt auf der Gesichtshaut, an Händen und Füßen nutzen oder auch den ganzen Körper mit einer sanften Massage regenerieren. Anschließend behutsam mit lauwarmem Wasser abwaschen und abtrocknen. Weitere Pflegeprodukte sind in der Regel nicht notwendig.

Tipp: Alternativ kann statt Öl auch Honig als Grundlage genommen werden.

Gesundheits-Plus

Um das Immunsystem zu stärken, trinken Sie jetzt frischen Salbeitee. Salbei gilt als Virenblocker, weil die darin enthaltenen ätherischen Öle Thujon, Cineol, Kampfer und der antibiotische Bitterstoff Salvin das Wachstum von Viren verhindern. Besonders in Hals und Rachen werden Viren und Pilze gestoppt. Für eine gesunde Tasse Salbeitee nehmen Sie 1 Teelöffel Salbeiblätter und übergießen diese mit 1 Tasse heißem Wasser. Lassen Sie den Tee 3 Minuten ziehen und seihen Sie ihn ab. Trinken Sie davon 3 Tassen am Tag. Auch Eukalyptus gilt als entzündungshemmend und verhindert die Verbreitung von Viren und Bakterien. Generell sollten Heiltees nicht über einen längeren Zeitraum getrunken werden.

Die Herbst-Schüßler-Kur

Ziel: Stärkung des Immunsystems, Abwehr von Infekten

Schüßler-Salze	Wirkung	Einnahmeempfehlung Tabl./Tag
Nr. 3 Ferrum phosphoricum D 12	generell ein Erste-Hilfe-Mittel bei Entzündungen und Infekten	5–7
Nr. 8 Natrium chloratum D 6	Regelung des Flüssigkeitshaushalts, Schleimhautaufbau	5–7
Nr. 10 Natrium sulfuricum D 6	unterstützt Ausscheidung und Entgiftung	7
Nr. 21 Zincum chloratum D 6	stärkt das Immunsystem, stabilisiert das Nerven- und Hormonsystem	5–7

Die Mischung sollte über den Tag verteilt genommen werden. Die Tabletten werden entweder gelutscht oder in Wasser aufgelöst genommen. Dabei die Lösung einen Moment im Mund halten. Die Kur sollte mindestens 4 Wochen umfassen. Sie kann bis zum Frühjahr fortgesetzt werden.

Der Herbst-Basen-Kur-Tag

Frisches Obst und Gemüse der Saison:

Obst: Äpfel, Birnen, Himbeeren, Holunderbeeren, Nektarinen, Pfirsiche, Pflaumen, Preiselbeeren, Quitten, Sanddornbeeren, Walnüsse, Weintrauben, Zwetschgen
Gemüse: Auberginen, Austernpilze, Blumenkohl, Brokkoli, Champignons, Chicorée, Chinakohl, Eisbergsalat, Endiviensalat, Feldsalat, Fenchel, Friséesalat, Frühlingszwiebeln, Grünkohl, Gurken, Kartoffeln, Knollensellerie, Kohlrabi, Kopfsalat, Kräuterseitlinge, Kresse, Kürbis, Lauch, Mangold, Meerrettich, Möhren, Paprika, Pastinaken, Petersilienwurzel, Pfifferlinge, Portulak, Radicchio, Radieschen, Rettich, rote Bete, Rotkohl, Rucola, Schwarzer Rettich, Spinat, Spitzkohl, Stangensellerie, Steckrüben, Steinpilze, Teltower Rübchen, Tomaten, Topinambur, Weißkohl, Wirsing, Zucchini, Zwiebeln

Morgens

MÜSLI

Mittags

KÜRBISGEMÜSE AUS DEM BACKOFEN

Zutaten für 2 Personen
½ Hokkaidokürbis
1 grüne Paprikaschote
2 Schalotten
400 g Tomaten
50 ml Gemüsebrühe
½ TL getrockneter Thymian
½ TL getrockneter Oregano
Salz
frisch gemahlener Pfeffer
2 EL Kürbiskernöl
gehackte Petersilie zum Bestreuen

Zubereitung
Den Backofen auf 180 °C vorheizen.
Den Kürbis waschen, entkernen und in dünne Spalten schneiden. Die Paprikaschote waschen, halbieren, entkernen und in breite Streifen schneiden. Die Schalotten schälen und vierteln, die Tomaten waschen, putzen und in grobe Würfel schneiden.
Das Gemüse in einer Auflaufform verteilen, mit der Brühe übergießen und mit den getrockneten Kräutern bestreuen. Salzen, pfeffern und im Ofen 30 Minuten garen.
Mit dem Kürbiskernöl beträufeln und mit gehackter Petersilie bestreuen.

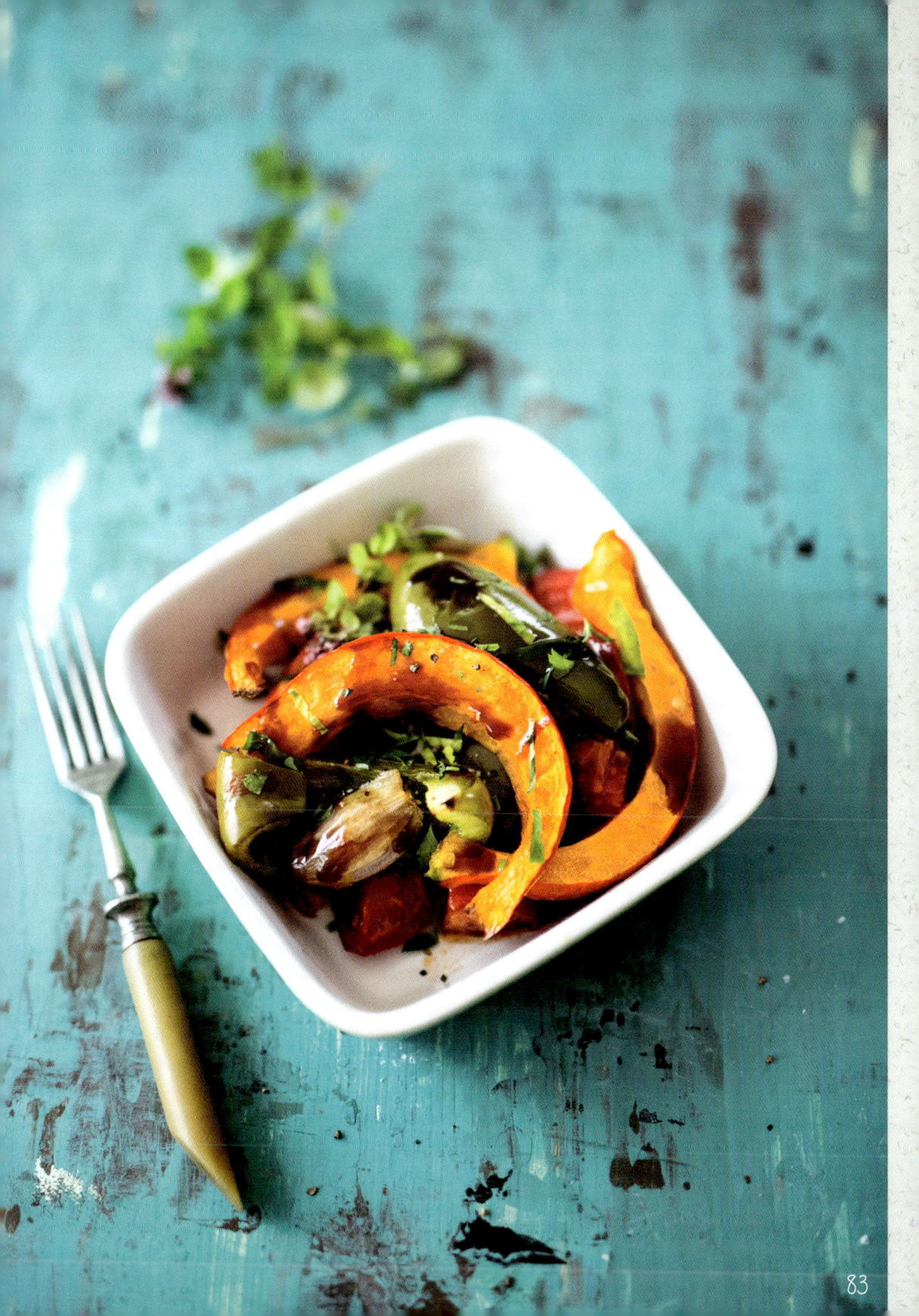

Abends

ITALIENISCHE FENCHELPFANNE

....

Zutaten für 2 Personen
4 Schalotten
2 Paprikaschoten (gelb und grün)
2 Fenchelknollen
250 g Tomaten
1 Handvoll frische Kräuter (Rosmarin, Basilikum, Thymian)
2 EL Olivenöl
100 ml Gemüsebrühe
Sesamsalz
frisch gemahlener Pfeffer

Zubereitung

Die Schalotten schälen und vierteln. Die Paprikaschoten waschen, halbieren, entkernen und in Streifen schneiden. Den Fenchel putzen, waschen und in Spalten schneiden. Die Tomaten waschen, putzen und grob würfeln. Die Kräuter waschen, trocken schütteln und die Blätter von den Zweigen streifen.
Das Olivenöl in einer Pfanne erhitzen, die Schalotten, die Paprika und den Fenchel darin anschwitzen. Mit der Brühe ablöschen. Bei mittlerer Temperatur 10 Minuten schmoren lassen, dann die Tomaten dazugeben und weitere 5 Minuten garen.
Die Kräuter dazugeben, mit Salz und Pfeffer würzen und sofort servieren.

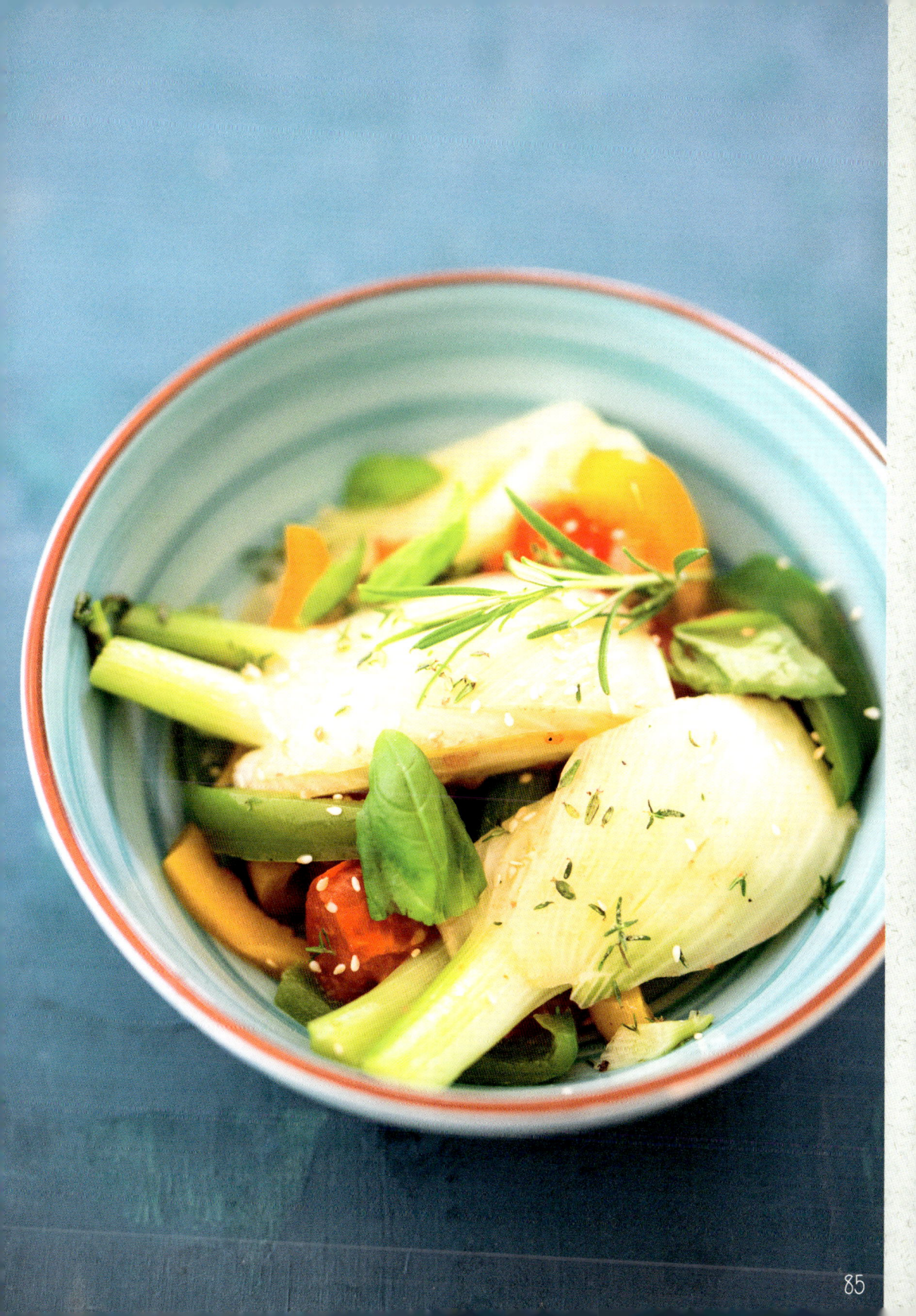

Samstag

Morgens

ROTE-BETE-MEERRETTICH-AUFSTRICH

Zutaten für 2 Personen
250 g Rote Bete (vorgegart, im Gemüseregal)
2 EL Rapsöl
2 EL Zitronensaft
2 TL frisch geriebener Meerrettich (ersatzweise aus dem Glas)
Sesamsalz
Essener Brot zum Servieren

Zubereitung
Die Rote Bete klein würfeln. Im elektrischen Blitzhacker oder im Smoothie-Mixer zusammen mit dem Rapsöl, dem Zitronensaft und dem Meerrettich pürieren. Gegebenenfalls noch 2–3 Esslöffel Wasser hinzufügen, damit der Mixer greift. Mit Sesamsalz abschmecken und am besten auf einem Essener-Brot servieren.

Tipp: Auch beim Basentag für Gestresste als Dip zu Gemüse geeignet!

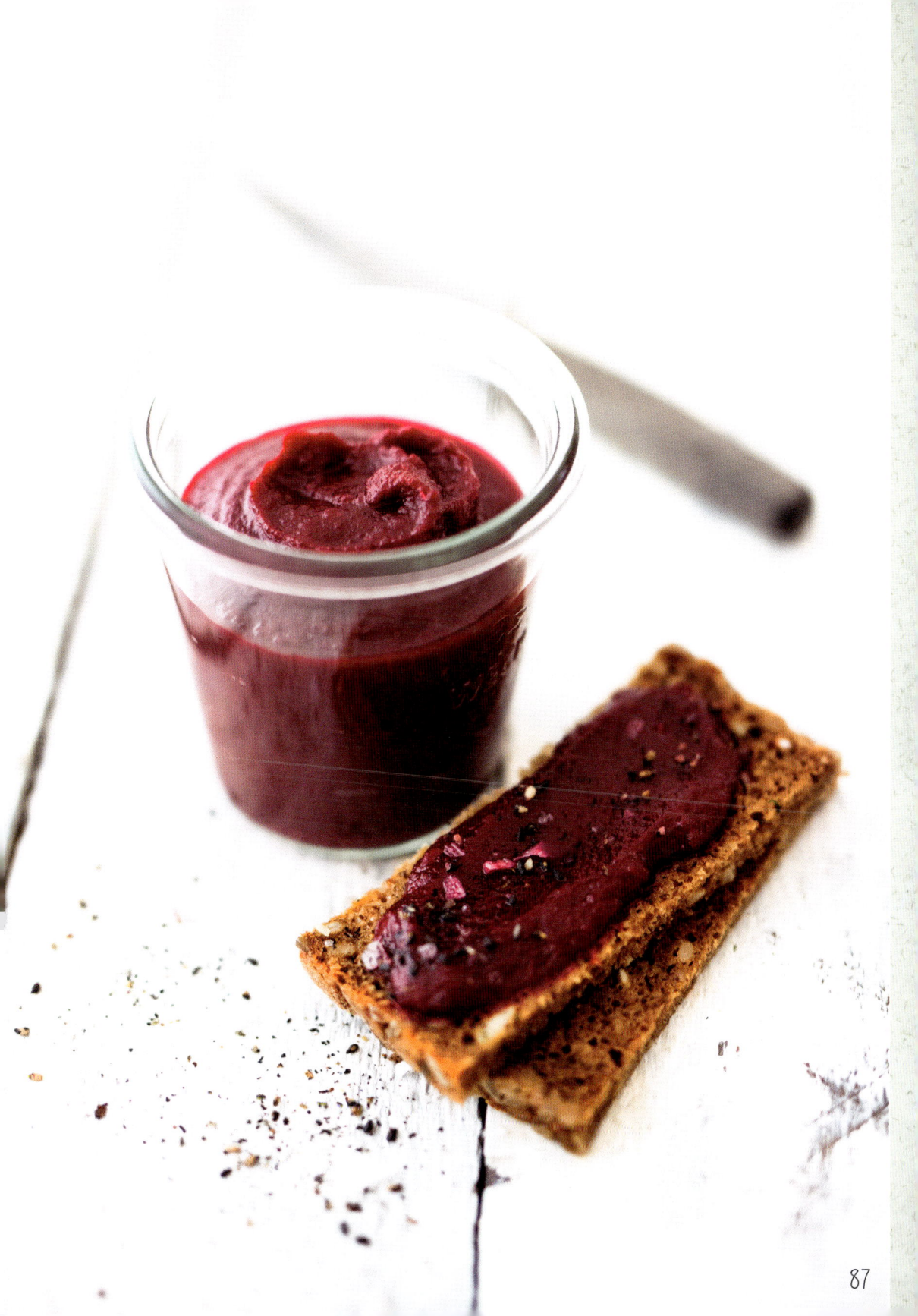

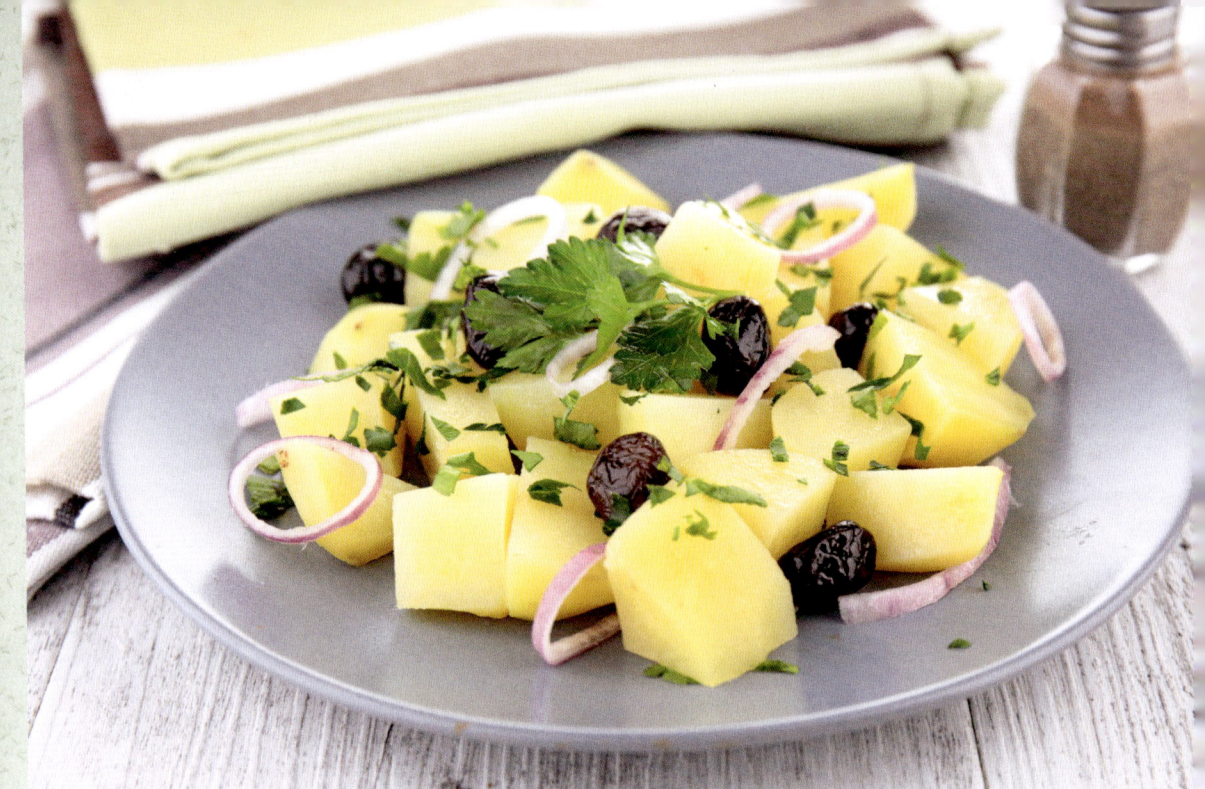

KARTOFFELSALAT MIT OLIVEN

Zutaten für 2 Personen

350 g festkochende Kartoffeln
Salz
125 g Zwiebeln
2 EL Weißweinessig
3 EL Gemüsebrühe

1–2 EL Leinöl
frische Petersilie
10 grüne Oliven
Pfeffer
Kräutersalz

Zubereitung

Die Kartoffeln in Salzwasser garen, abgießen und nach dem Abkühlen mit Schale in Scheiben schneiden.

Die Zwiebeln schälen, in dünne Scheiben schneiden, mit Essig und Gemüsebrühe in einer Pfanne aufkochen und 3 Minuten bei milder Hitze garen. Nach dem Abkühlen das Leinöl untermischen.

Die Petersilie zerkleinern, die Oliven in dünne Scheiben schneiden und zu den Kartoffeln geben.

Die Sauce unterheben und den Salat mit Salz, Pfeffer und Kräutersalz abschmecken.

Abends

KÜRBISSUPPE ORIENTALISCH

Zutaten für 2–3 Personen

1 mittelgroße Zwiebel, gewürfelt
2 EL Olivenöl
Kurkumapulver, Korianderpulver,
Muskat, frisch gemahlener Pfeffer,
Kreuzkümmelpulver
600 g Hokkaidokürbis
125 g Süßkartoffel
125 g Kartoffeln

800 ml Gemüsebrühe
Meersalz
Ingwerpulver oder 1 cm frischer Ingwer,
fein gerieben
1 TL Zimt
½ TL Kardamom
2 EL Kürbiskernöl zum Garnieren
1 Handvoll geröstete Kürbiskerne
zum Garnieren

Zubereitung

Die Zwiebel im Olivenöl glasig andünsten. Etwas Kurkuma, Koriander, Muskat, Pfeffer
und Kreuzkümmel dazugeben und mitdünsten.
Den Kürbis mit einer Gemüsebürste reinigen, entkernen und in grobe Stücke schneiden.
Die Süßkartoffel und die Kartoffeln mit einer Gemüsebürste reinigen, in grobe Stücke
schneiden und mit dem Kürbis zur Zwiebel geben.
Die Gemüsebrühe dazugeben und das Ganze 12–15 Minuten garen.
Mit Salz, Ingwer, Zimt und Kardamom würzen und pürieren.
Vor dem Servieren mit Kürbiskernöl und gerösteten Kürbiskernen verzieren.

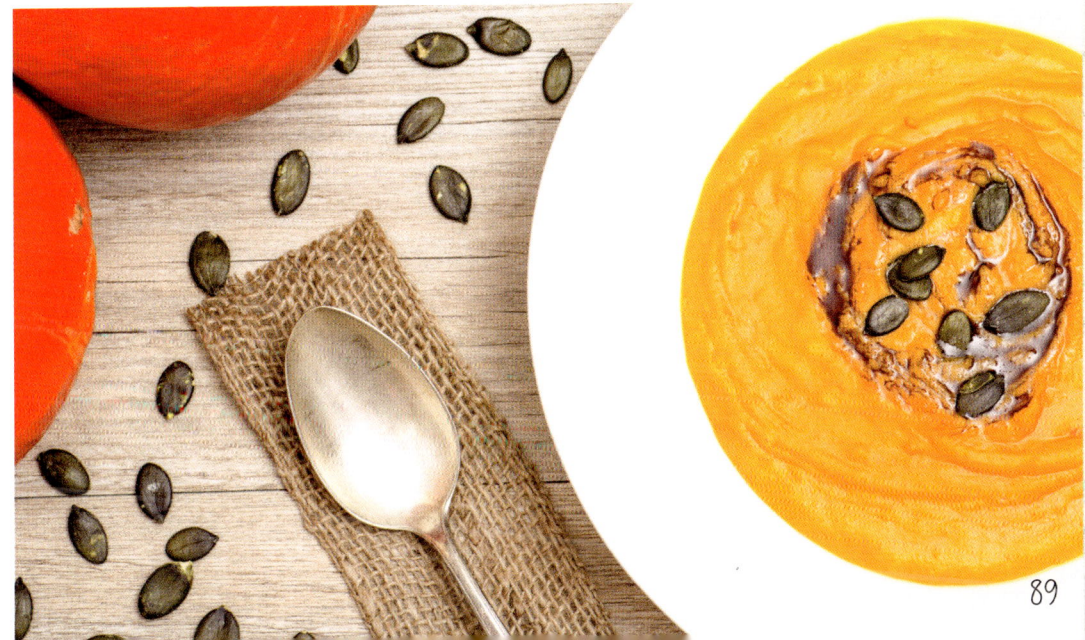

Sonntag

Morgens

MÜSLI ODER BROT MIT AUFSTRICH

Mittags

BLUMENKOHL MIT KRÄUTERN UND SÜSSKARTOFFEL

Zutaten für 2 Personen

1 kleiner Blumenkohl
1 Süßkartoffel
1 Handvoll gemischte Kräuter
(z. B. glatte Petersilie, Schnittlauch, Koriandergrün)
25 g Ingwer

2 EL Olivenöl
2 Msp. Kurkumapulver
Salz
frisch gemahlener Pfeffer
150 ml Gemüsebrühe

Zubereitung

Den Blumenkohl waschen und in kleine Röschen zerteilen. Die Süßkartoffel schälen und grob würfeln. Die Kräuter waschen, trocken schütteln und die Blätter klein schneiden. Den Ingwer schälen und in sehr feine Stifte schneiden.
Das Olivenöl in einer Pfanne erhitzen. Den Blumenkohl und die Kartoffelwürfel darin anschwitzen. Mit dem Kurkumapulver bestäuben, salzen und pfeffern. Die Gemüsebrühe angießen und alles bei niedriger Temperatur schmoren lassen, bis die Flüssigkeit wieder verkocht ist. Die Kräuter dazugeben, die Speise auf Tellern anrichten und den Ingwer darüber verteilen.

Abends

GEMÜSEBRÜHE

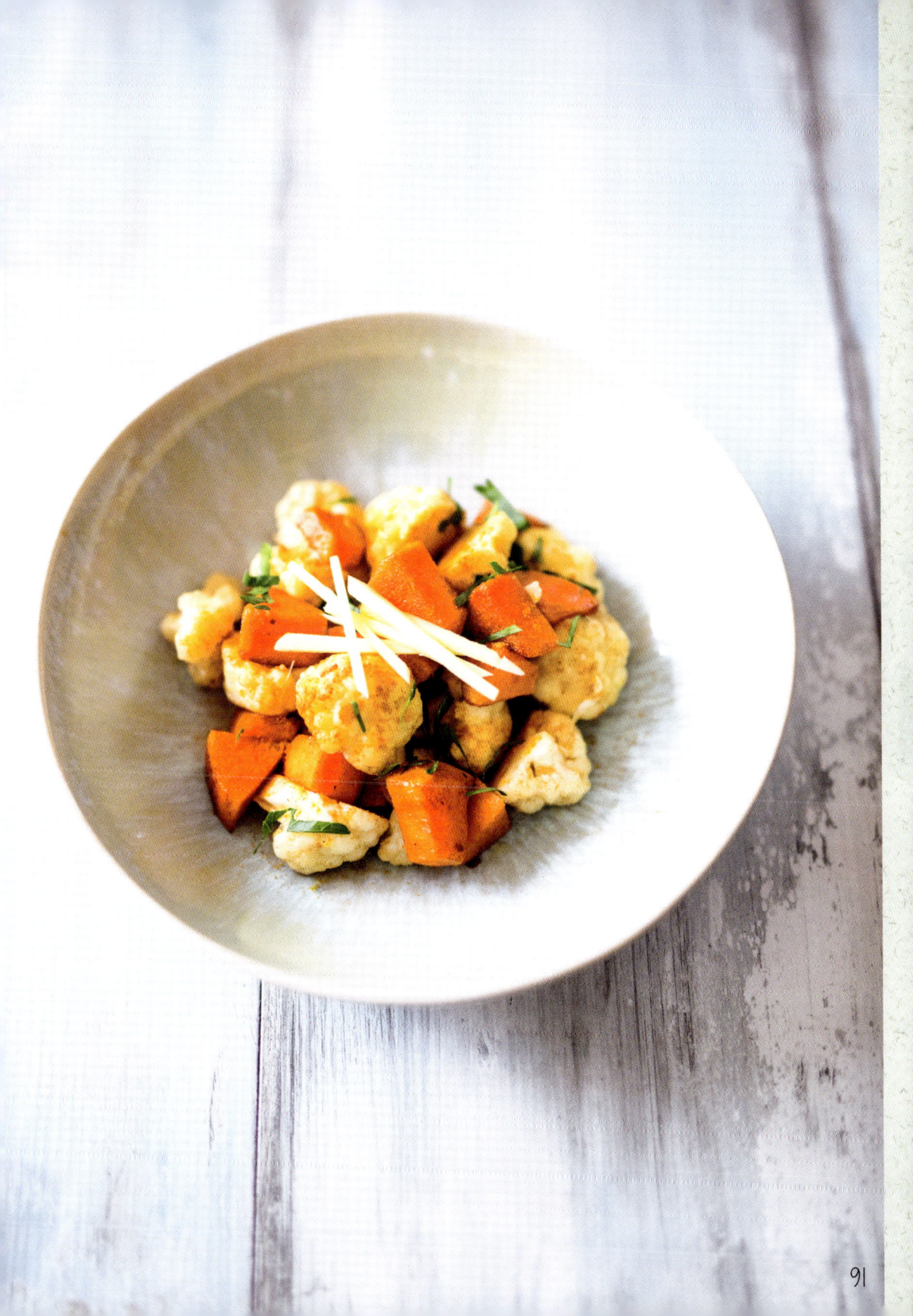

DIE WINTER-BASEN-KUR

Bewegung

Schnee wünschen sich viele Menschen in der Winterzeit. Wenn tatsächlich einmal Schnee liegt, ist das Schneegehen – das Barfußlaufen im Schnee – eine hervorragende Maßnahme, um das Immunsystem in Schwung zu bringen. Schneegehen beugt Infekten vor und hilft, wenn man chronisch müde ist. Es regt den Kreislauf an und erfrischt. Für das Schneegehen eignet sich neu gefallener, weicher Schnee. Wenn möglich, sollten Sie es an mehreren Tagen hintereinander durchführen. Gehen Sie in den ersten Tagen nur einige Sekunden barfuß durch den Schnee, später dann ruhig 2–3 Minuten lang. Bleiben Sie dabei immer in Bewegung, trocknen Sie die Füße danach gut ab und halten Sie sie warm.

Entspannung

Autogenes Training, das mit Autosuggestionen arbeitet, dient der tiefen Entspannung vom stressigen Alltag. Mit einfachen Anleitungen kann die Vorstellungskraft genutzt werden, um die Körperfunktionen positiv zu beeinflussen. Durch intensive Konzentration auf Körperteile (z. B. mit dem Satz: „Die Arme und Beine sind ganz schwer" oder „Der Kopf ist klar. Die Stirn ist kühl") oder innere Bilder können Sie die Außenwelt ausblenden und sich ganz auf die Heilung des Körpers einlassen. Der Körper hat so die Möglichkeit, sich selbst zu regulieren. Autogenes Training kann in Kursen, unter Anleitung, die Sie auf Tonträgern oder im Internet finden, sowie später ganz allein durchgeführt werden.

Achtsamkeit – Leben

Genießen Sie einen freien Tag! Dieser Tag gehört nur Ihnen, niemand außer Sie selbst steht heute im Mittelpunkt. Nutzen Sie die Chance, um aufzutanken!

Setzen Sie sich eine halbe Stunde auf einen Stuhl, die Füße stehen fest auf der Erde. Atmen Sie tief in den Bauch ein und aus. Konzentrieren Sie sich fünf Minuten lang nur auf Ihren Atem. Nehmen Sie heute die Gefühle wahr, die in Ihnen aufsteigen. Seien Sie dabei achtsam. Wie genau fühlen Sie sich?

Anti-Aging

Faszien nennt man das Bindegewebe, das den Körper durchzieht, das Muskeln und Gelenke verbindet. Verklebungen im Bindegewebe können Schmerzen auslösen. Dem soll eine Schaumstoffrolle, eine sogenannte Faszienrolle, abhelfen. Das Bindegewebe wird warm und geschmeidig geknetet, indem man mit der Rolle über die betroffenen Stellen am Körper rollt. Das Trainingsgerät zur Selbstmassage lockert das Bindegewebe und löst Blockaden auf, wie das z. B. auch durch Dehnung beim Yoga geschieht. Die regelmäßige Benutzung der Faszienrolle soll zudem gegen Stress und Cellulite wirken.

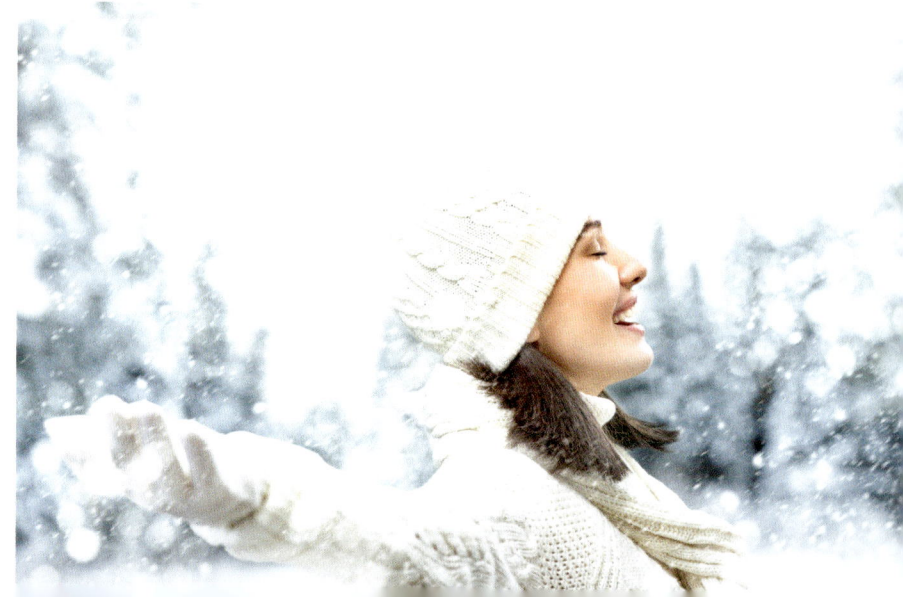

Gesundheits-Plus

Vitamin D ist wichtig für den Calcium- und Knochenstoffwechsel. Es hat darüber hinaus viele weitere wichtige Funktionen im Körper, unter anderem für das Immunsystem, die Zellreifung und das Zellwachstum. Es wird für das reibungslose Funktionieren fast aller Zellen und Organe benötigt. Eine gute Versorgung mit Vitamin D ist wesentlich für den Aufbau und die Regeneration des Bewegungsapparates. Vitamin D nimmt eine Sonderstellung ein, da es von unseren Hautzellen unter Einwirkung von UV-Licht selbst gebildet werden kann. Entsprechend dem aktuellen wissenschaftlichen Stand sollte der Vitamin-D-Spiegel (25-OH-D-Spiegel) im Blutserum zwischen 30 und 60 ng/ml liegen, idealerweise zwischen 40 und 60 ng/ml. Sprechen Sie Ihre Hausärztin oder Ihren Hausarzt auf eine Untersuchung Ihres Blutwertes an. Nur so können Sie feststellen, wie viel Vitamin D Sie auffüllen müssen und ob die Mindestzufuhr von 1.000 I.E. am Tag für Sie ausreichend wäre.

Wellness – Basenbad und Basenmaske

Zusätzlich zum Vollbad (siehe S. 27) empfehlen wir eine **Basenmaske.**
Für eine Maske werden 2 Esslöffel Basenbadpulver in eine Schüssel gegeben und mit warmem Wasser cremig verrührt. Die Maske großzügig auftragen und 10–15 Minuten einwirken lassen. Anschließend behutsam mit lauwarmem Wasser abwaschen und abtrocknen. Weitere Pflegeprodukte sind in der Regel nicht notwendig.

Die Winter-Schüßler-Kur

Ziel: Stärkung des Nervensystems und des Antriebs, Stressabbau

Schüßler-Salze	Wirkung	Einnahmeempfehlung Tabl./Tag
Nr. 2 Calcium phosphoricum D 6	Regenerationssalz, Knochenaufbaumittel, Entspannung der Muskulatur (Verspannungen, Wadenkrämpfe)	5
Nr. 5 Kalium phosphoricum D 6	bei Erschöpfungszuständen, Unterstützung der nervlichen und geistigen Leistungsfähigkeit	7
Nr. 7 Magnesium phosphoricum D 6	Energiemittel für jede Zelle, Entspannung des Nervensystems und der Muskulatur, Erste-Hilfe-Mittel bei Schlafstörungen, Schmerzen und Krämpfen	5

Die Mischung sollte über den Tag verteilt genommen werden. Die Tabletten werden entweder gelutscht oder in Wasser aufgelöst genommen. Dabei die Lösung einen Moment im Mund halten. Die Kur sollte mindestens 4–6 Wochen umfassen.

Der Winter-Basenkur-Tag

Frisches Obst und Gemüse der Saison:

Gemüse: Austernpilze, Champignons, Chicorée, Chinakohl, Feldsalat, Friséesalat, Grünkohl, Kräuterseitlinge, Lauch, Mangold, Pastinaken, Portulak, Rote Bete, Rotkohl, Schwarzer Rettich, Topinambur, Weißkohl, Wirsing

Morgens

MÜSLI ODER BROT

Mittags

FRUCHTIGE GEMÜSEPFANNE

Zutaten

500 g Chinakohl	Salz	250–500 ml Gemüsebrühe
100 g Kaiserschoten	3 cm frischer Ingwer	½ Bund glatte Petersilie
3 Möhren	4 EL neutrales Pflanzenöl	frisch gemahlener Pfeffer
½ frische Ananas	½ TL Kurkumapulver	Cayennepfeffer
2 Knoblauchzehen	2 Msp. Korianderpulver	1–2 EL Zitronensaft
½ TL schwarze Pfefferkörner	2 Msp. Kreuzkümmelpulver	

Zubereitung

Den Chinakohl putzen, vierteln und den Strunk herausschneiden, anschließend in etwa 1 cm breite Streifen schneiden, waschen und trocken schleudern. Die Kaiserschoten waschen und putzen. Die Möhren waschen, putzen und in feine Streifen schneiden. Die Ananas schälen, den Strunk herauslösen und die Frucht in kleine Stücke schneiden.

Den Knoblauch schälen, klein hacken und im Mörser mit den Pfefferkörnern und 1 Prise Salz zerstoßen. Den Ingwer schälen, fein hacken und daruntermischen.

Die Möhren im erhitzten Öl in einer großen Pfanne andünsten, den Knoblauch und die Gewürze dazugeben. Mit der heißen Brühe ablöschen und den Chinakohl untermischen. Alles etwa 15 Minuten garen, dann die Kaiserschoten und die Ananas dazugeben. Weitere 5–10 Minuten kochen.Darauf achten, dass das Gemüse nicht zu weich wird.

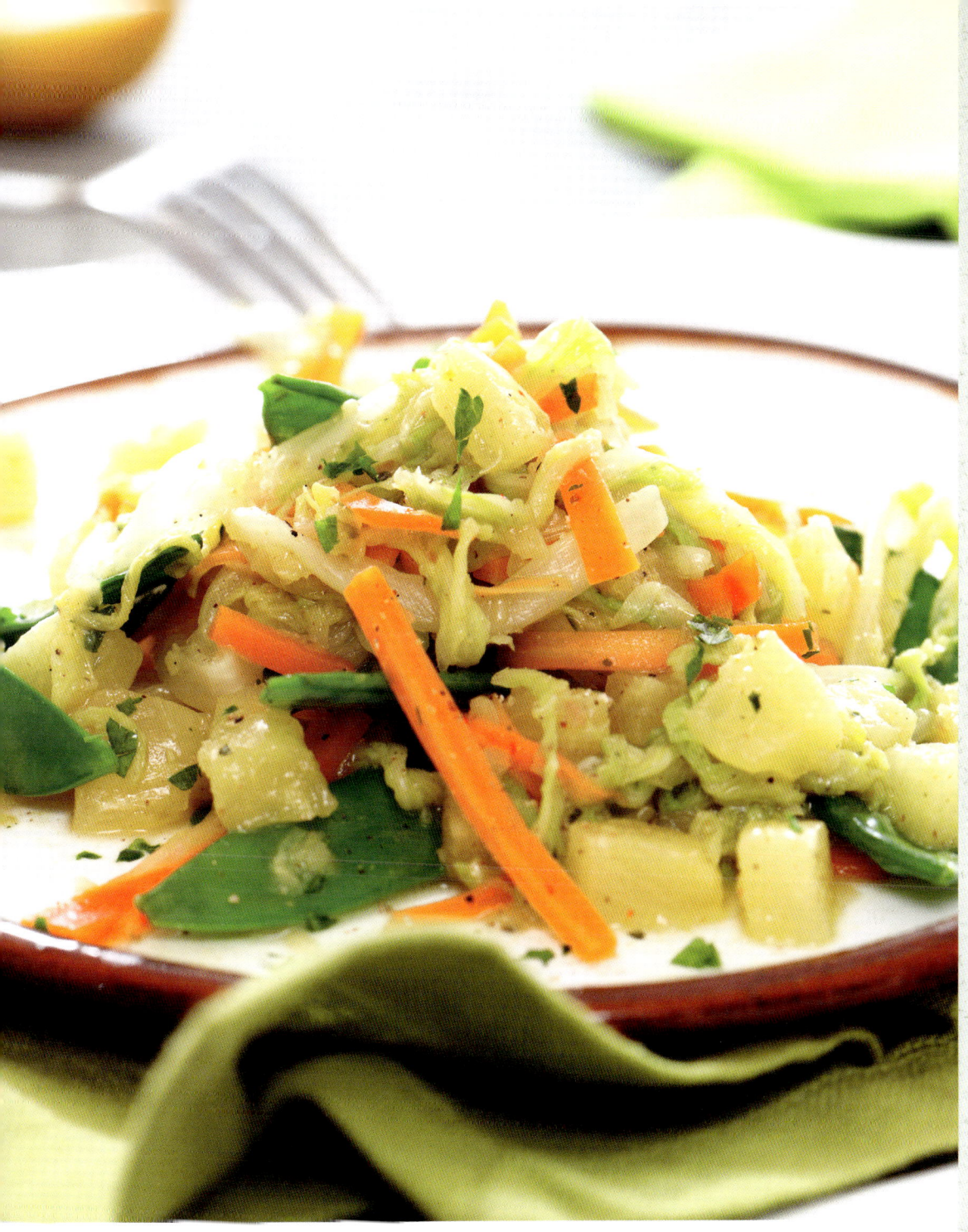

Die Petersilie waschen, trocken schütteln und fein hacken. Das Gemüse mit Pfeffer, Salz, Cayennepfeffer und Zitronensaft abschmecken und mit Petersilie bestreut servieren.

Abends

ZUCCHINISPAGHETTI MIT PILZEN

Zutaten für 2 Personen
400 g Zucchini
1 kleine Zwiebel
150 g Pilze (z. B. Kräuterseitlinge, Pfifferlinge, Champignons, Austernpilze)
3 Stängel glatte Petersilie
4 EL Olivenöl
50 ml Gemüsebrühe
Salz
frisch gemahlener Pfeffer

Zubereitung

Die Zucchini waschen, die Enden begradigen und die Zucchini nacheinander in einem Spiralschneider zu Spaghetti verarbeiten. Die Zwiebel schälen und fein würfeln. Die Pilze putzen, mit einem feuchten Küchentuch abreiben und ggf. kleiner schneiden. Die Petersilie waschen, trocken schütteln und die Blätter in Streifen schneiden.

2 EL Olivenöl in einer großen Pfanne erhitzen und die Zucchininudeln darin anschwitzen. Mit der Brühe ablöschen und unter gelegentlichem Schwenken 2–3 Minuten schmoren lassen. Mit Salz und Pfeffer würzen.

Das restliche Olivenöl in einer Kasserolle erhitzen, die Zwiebelwürfel und die Pilze darin leicht anbräunen. Salzen und pfeffern. Die Zucchininudeln und die Pilze in tiefen Tellern anrichten und mit der Petersilie bestreuen.

Extra-Schüßler-Tipp:

Ein „Jungbrunnen" für die Zellen

Nr. 2 Calcium phosphoricum D 6 spielt bei der Neubildung der Zellen nach Dr. Schüßler die Hauptrolle. Es ist das Hauptmittel des Aufbaus und der permanenten Erneuerung des Organismus. Nr. 2 Calcium phosphoricum D 6 stärkt die Regenerationskraft und unterstützt vor allem den Aufbau der Knochensubstanz, die willkürliche Muskulatur und die Schlagkraft des Herzens sowie die Belastungsfähigkeit des Nervensystems. Es eignet sich sehr gut für Menschen, die einen „Einstieg" in die Anwendung der Schüßler-Salze versuchen und zunächst den stärkenden Charakter erfahren wollen.

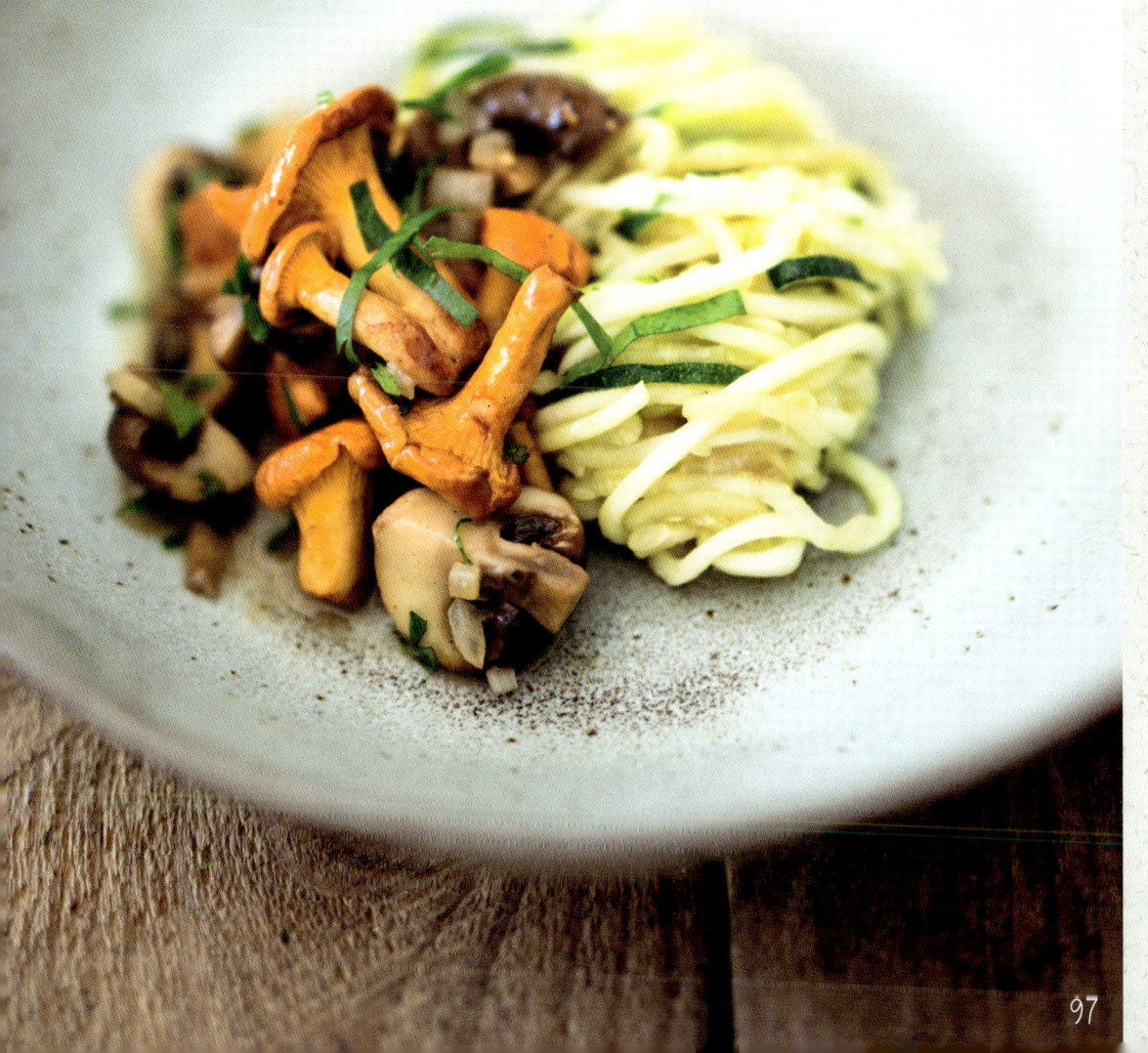

Das Winter-Basen-Kur-Wochenende

Samstag

Morgens

MÜSLI ODER BROT

Mittags

GRÜNE-BOHNEN-SALAT

Zutaten für 2 Personen

300 g grüne Bohnen
Salz
2 EL Balsamicoessig
Kräutersalz
frisch gemahlener Pfeffer
2 EL Gemüsebrühe
1 Schalotte, in Streifen geschnitten

1 EL Pinienkerne
2 EL Olivenöl
1 EL Zitronensaft
Basilikum (frisch oder getrocknet)
3–4 Tomaten, in Stücke geschnitten
4 grüne Oliven

Zubereitung

Die Bohnen waschen, in mundgerechte Stücke schneiden und in Salzwasser garen.

Aus Essig, Kräutersalz, Pfeffer, 1 Esslöffel Gemüsebrühe und der Schalotte ein Dressing zubereiten.

Die abgekühlten Bohnen in dem Dressing marinieren.

Die Pinienkerne zusammen mit Olivenöl, Zitronensaft, 1 Esslöffel Gemüsebrühe und dem Basilikum fein pürieren.

Die marinierten Bohnen mit dem Pesto vermischen, die Tomaten dazugeben und mit den in feine Ringe geschnittenen Oliven garnieren.

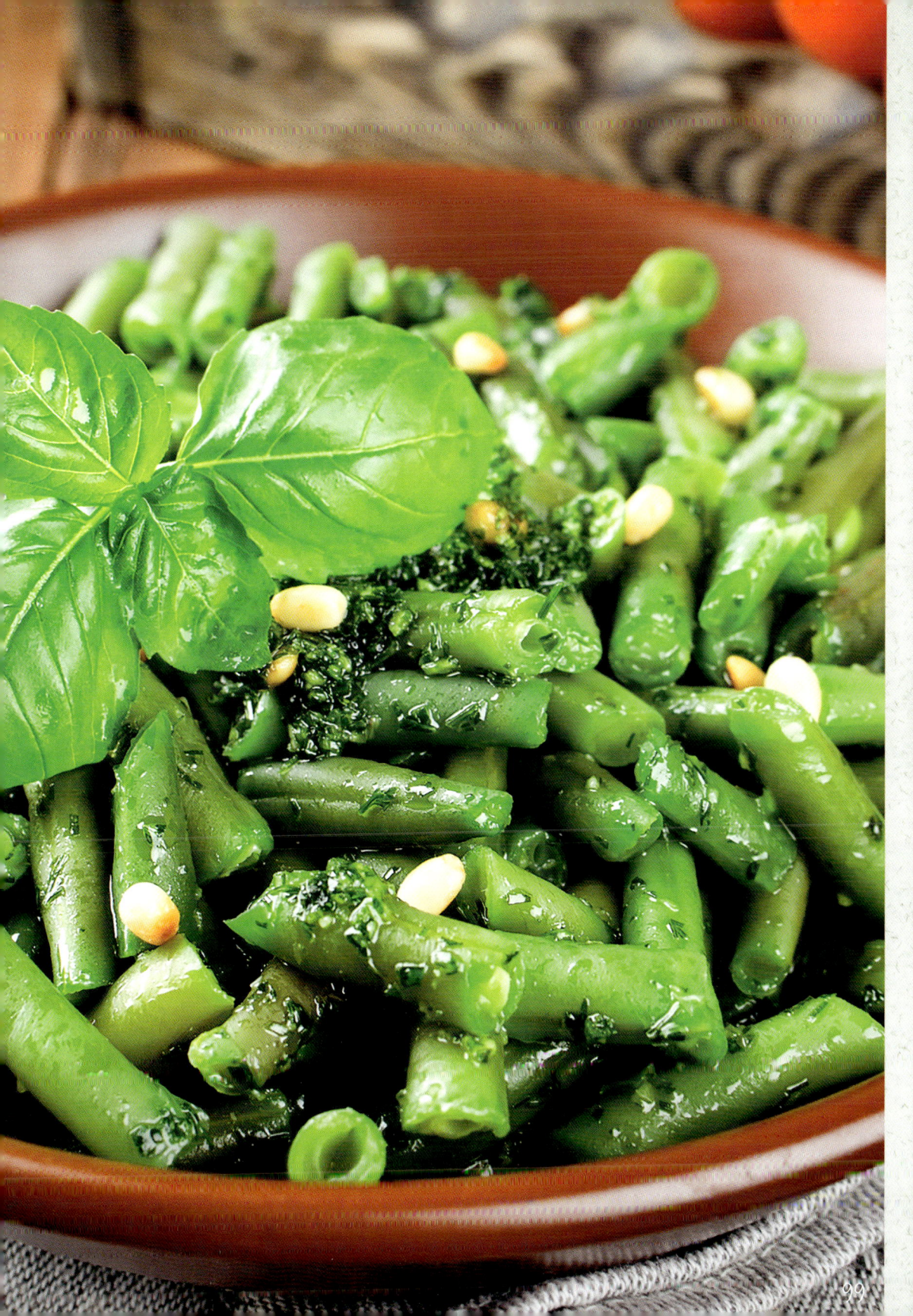

Abends

GEMÜSECOUSCOUS

Zutaten
2 EL Pinienkerne
300 g Gemüse nach Wahl (Lauch, Möhren, Paprikaschoten, Zucchini …)
1 EL Butterschmalz
500 g Couscous (instant)
750 ml Gemüsebrühe

Zubereitung
Die Pinienkerne in einer beschichteten Pfanne ohne Fett rösten. Das Gemüse waschen, putzen und in gleichmäßige Würfel schneiden. In einem entsprechend großen Topf das Butterschmalz zerlassen und das Gemüse darin anschwitzen. Das Couscous und die Brühe dazugeben und das Ganze kurz aufkochen lassen. Anschließend vom Herd nehmen und zugedeckt ca. 10 Minuten ziehen lassen, dabei gelegentlich mit einer Gabel etwas auflockern.
Vor dem Servieren mit den gerösteten Pinienkernen bestreuen.

Tipp: Couscous ist sehr vielfältig. Man kann es mit Gemüse, aber auch mit Trockenfrüchten oder Kräutern variieren. Warm oder kalt schmeckt Couscous als Alternative zu Gemüsereis.

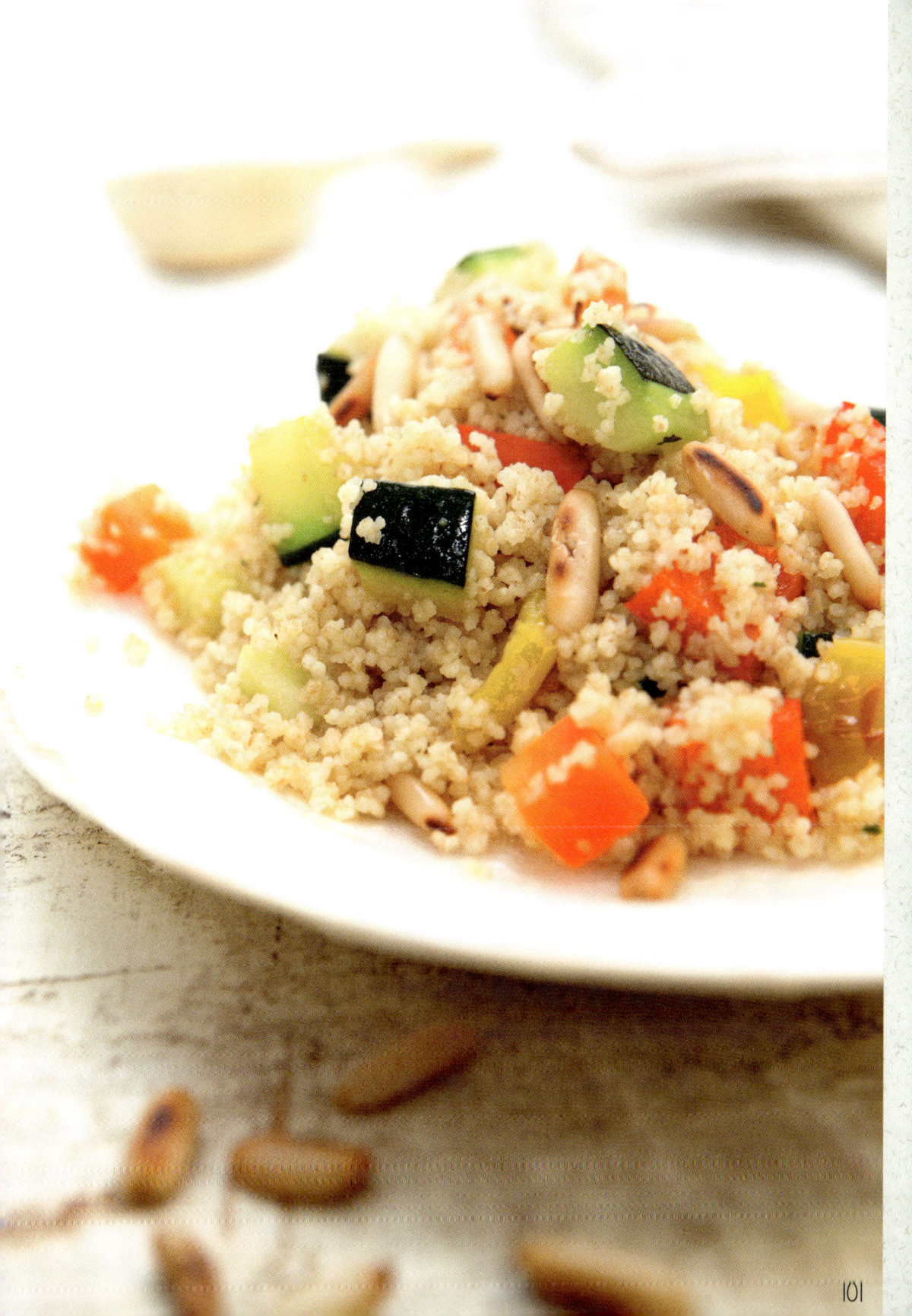

Sonntag

Morgens

MÜSLI ODER BROT

....

Mittags

KICHERERBSENSALAT

Zutaten

400 g Kichererbsen (Dose)
je ½ gelbe, rote und grüne Paprikaschote
2 gekochte kleine Kartoffeln
2 Schalotten
2–3 EL Olivenöl

2–3 EL Zitronensaft
2 Prisen Kreuzkümmelpulver
Salz
½ Bund Koriander

Zubereitung

Die Kichererbsen abgießen, in ein Sieb geben und mit kaltem Wasser so lange abspülen, bis die abfließende Flüssigkeit klar ist. Die Kichererbsen in eine Schüssel geben. Die Paprikaschoten waschen, trocknen, entkernen, in kleine Würfel schneiden und hinzufügen. Die Kartoffeln pellen, in kleine Würfel schneiden und dazugeben. Die Schalotten schälen, fein würfeln und hinzufügen.
Olivenöl und Zitronensaft verrühren, mit Kreuzkümmelpulver und Salz würzen und abschmecken. Das Dressing über den Salat geben und sorgfältig durchmischen. Den Salat 10 Minuten ziehen lassen.
Den Koriander waschen, trocken schütteln, die Blättchen abzupfen und fein hacken. Den Salat anschließend nochmals durchrühren, abschmecken und mit Koriander bestreut servieren.

Abends

GEMÜSEBRÜHE

....

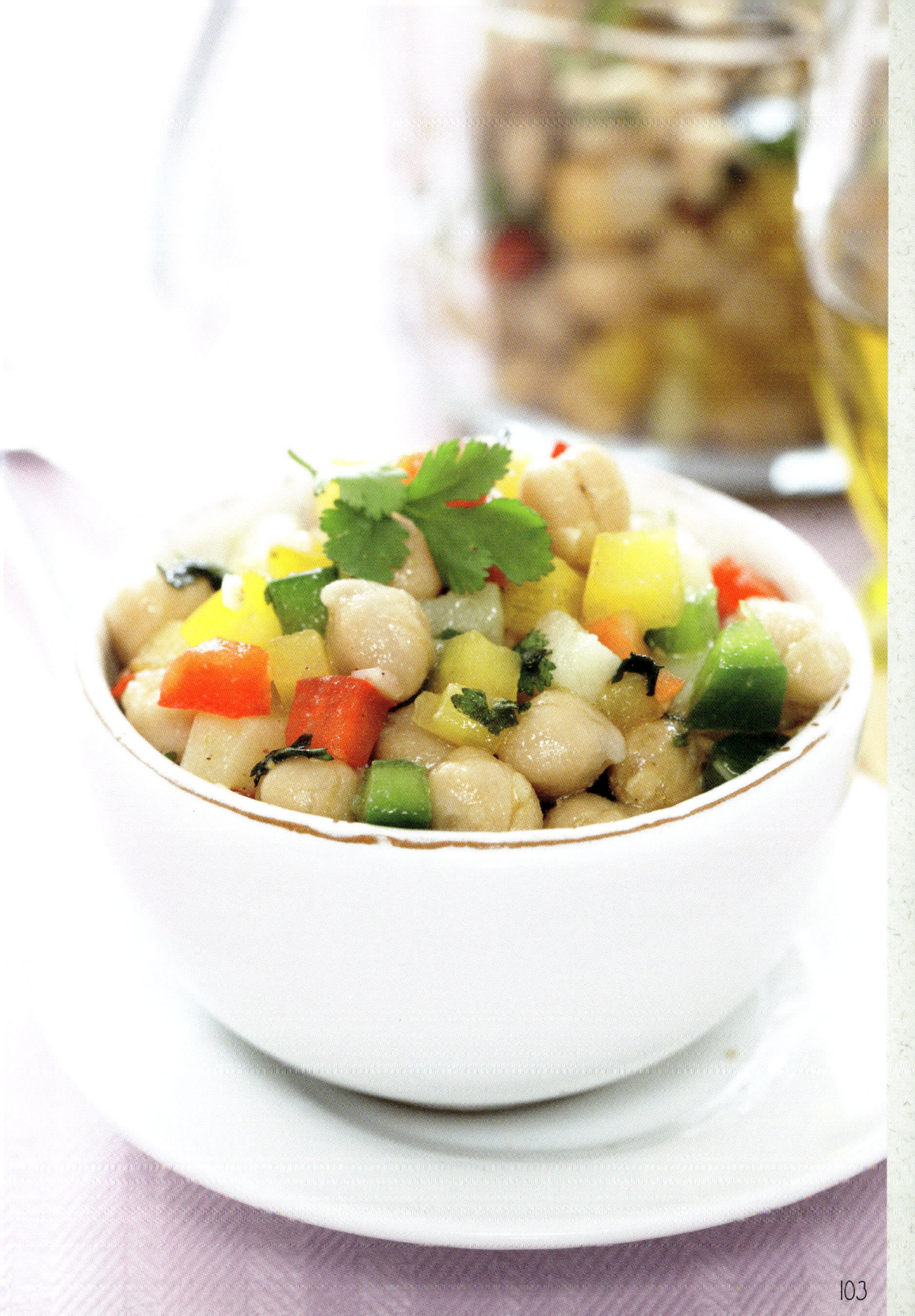

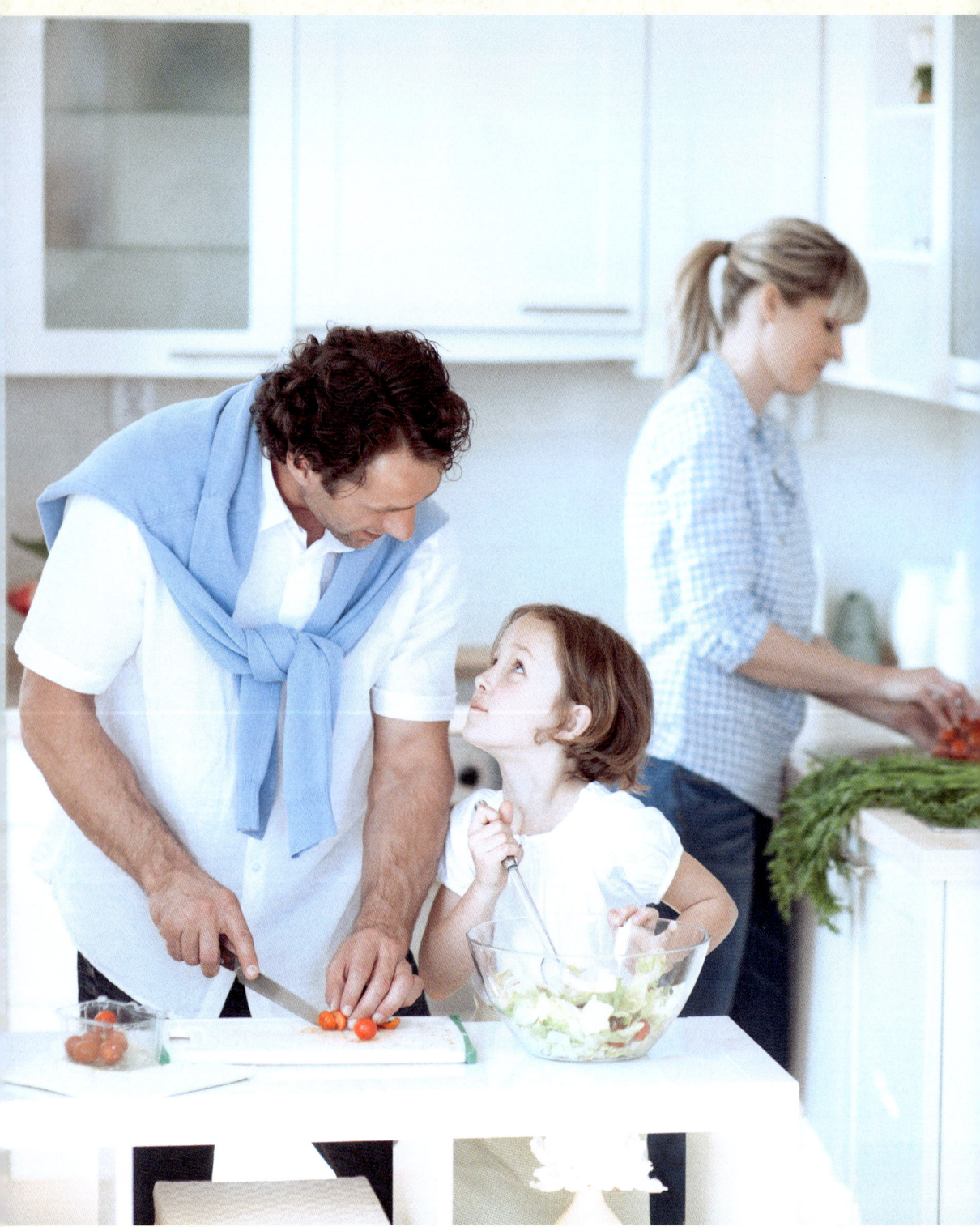

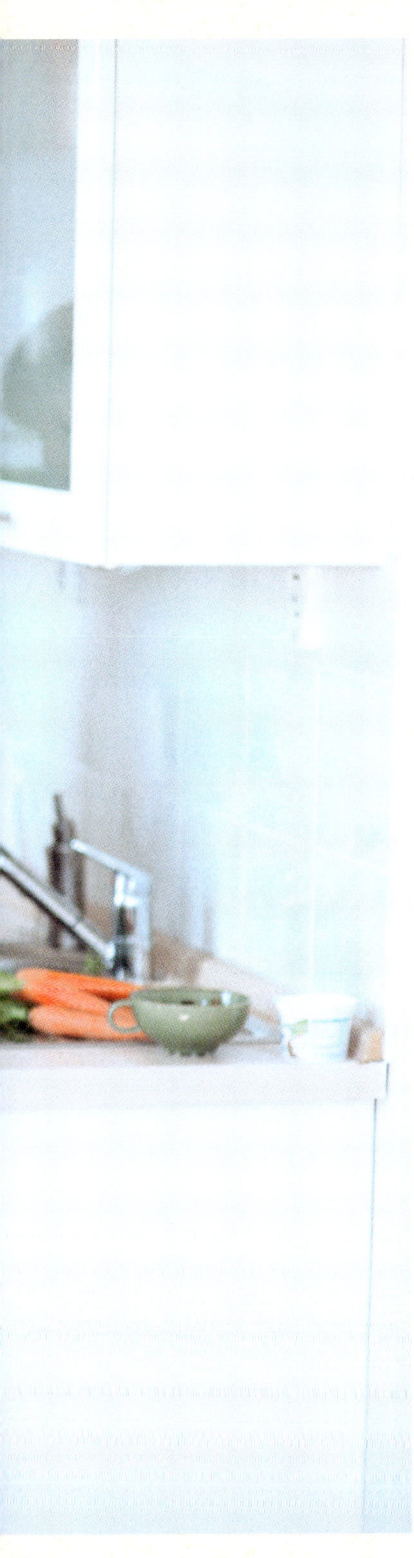

DER BASENTAG FÜR GESTRESSTE

Morgens

Für das basische Müsli (siehe S. 48) können Sie die Flocken und Mandeln schon am Abend vorher in einem verschließbaren Glas mischen, dann brauchen Sie sie morgens nur noch in die Kokos- oder Mandelmilch geben, eine Banane pürieren oder in Scheiben schneiden und hineingeben. Fertig!

Mittags

Nehmen Sie alles Gemüse, was vom Vortag noch übrig ist, und Kartoffeln, und kochen Sie alles zusammen mit einem Bio-Brühwürfel auf. Das Ganze mit einem Pürierstab mixen und einen Schuss Sahne hinzufügen. Fertig ist die lecker-cremige Suppe! Essen Sie dazu Essener Brot, das Sie immer vorrätig haben sollten (siehe S. 44).
Zwischendurch, wenn der Hunger zu groß wird, greifen Sie zu Brühe (siehe S. 60), Apfel, roher Möhre oder Paprika.

Abends

Bereiten Sie ein Blech für den Ofen vor. Schneiden Sie Gemüse (nach Wahl) in Scheiben. Waschen Sie Kartoffeln, tupfen Sie sie trocken und schneiden Sie sie in Spalten. Bereiten Sie aus Olivenöl und Kräutern nach Wahl eine Marinade zu. Legen Sie die Kartoffeln auf das Blech, geben Sie die Marinade darüber, vermengen Sie alles gut und schieben Sie das Blech bei 220 °C für 15 Minuten in den Backofen. Geben Sie das Gemüse dazu und backen Sie es weitere 7 Minuten.

ANHANG

DER NÄHRSTOFFBEDARF DES MENSCHEN

Mikronährstoff	Wichtig für	Lebensmittel/ gute Quellen
Biotin (Vitamin H)	Haare und Nägel, Aufbau von Fettsäuren und Kohlenhydraten	Haferflocken, Blumenkohl, Eier, Bierhefe, Spinat
Calcium	Knochen und Zähne, Nerven, Herz und Muskeln, Herzrhythmus, Blutgerinnung	Parmesan, Emmentaler, Joghurt, Brokkoli, Grünkohl
Chrom	Regulation des Blutzuckers, Eiweißsynthese und die Aufnahme in das sich entwickelnde Gewebe	Weizenvollkorn, Champignons, Äpfel, Roggen, Hühnchenfleisch
Eisen	Bildung der roten Blutkörperchen, Transport von Sauerstoff zu den Zellen, Versorgung der Muskeln mit Sauerstoff	Haferflocken, Frühlingszwiebeln, Rote Bete, Linsen
Fluorid	Bildung der Zahnansätze und Zahnanlagen	Grünkohl, Äpfel, Mineralwasser
Folsäure	Ungeborene Babys: Rückenmarksflüssigkeit und um den Kanal für das zentrale Nervensystem zu schließen, Ausbildung der DNS, Gehirnfunktionen	Weizenkeime, Spinat, Spargel, Eigelb
Jod	Stoffwechsel, Nerven	Fisch: Steinbutt, Schellfisch, Kabeljau
Kalium	Muskelan- und -entspannung, Energiehaushalt, Nervenfunktionen	Bananen, Feldsalat, Kartoffeln, Aprikosen
Kupfer	Ausbildung des Herzens, des Skeletts, des Nervensystems und der Blutgefäße	Haselnüsse, Feigen
Magnesium	starke Knochen und gute Zähne, reguliert unter anderem den Insulin- und Blutzuckerspiegel	Grünes Gemüse, grüner Salat, Braunhirse, Mais, Weizenkeime, Haferflocken

Mikronährstoff	Wichtig für	Lebensmittel/ gute Quellen
Mangan	Entwicklung der Knochen und des Pankreas, Verwertung von Fetten und Kohlenhydraten	Vollkorn, Haferflocken, Naturreis
Molybdän	Stoffwechselenzyme im Körper	Weizenvollkorn, Spinat, grüne Bohnen, Rotkohl, Knoblauch, Erbsen, Zwiebeln
Niacin (Vitamin B3)	Eiweiß-, Fett- und Kohlenhydratstoffwechsel, zur Energiegewinnung; Regeneration von Haut, Muskeln und Nerven	Erbsen, Pfirsiche, Rindfleisch, Hühnchenfleisch
Pantothensäure (Vitamin B5)	das Adrenalin, die Produktion von Antikörpern, das Wachstum und die Bildung von Proteinen und Fetten	Eier, Avocados, Erdnüsse, Bierhefe
Phosphor	das Wachstum von Knochen und Zähnen, die Blutgerinnung, den Herzrhythmus	Vollkorn, Bohnen, Knäckebrot, Parmesan
Selen	Schutz der Zellmembranen vor Zerstörung durch freie Radikale	Hering, Makrele, Eier
Vitamin A (Retinol)	das Zellwachstum, die Entwicklung der Augen, gesunder Haut und Schleimhäute, Immunsystem, Knochenwachstum, Fettstoffwechsel und die Bildung von Blutkörperchen	Butter, Käse, Fischöl
Vitamin B1 (Thiamin)	Umwandlung von Kohlenhydraten in Energie, die Entwicklung des Gehirns, das Wachstum von Herz und Nervensystem	Sonnenblumenkerne, Weizenkeime, Bierhefe
Vitamin B2 (Riboflavin)	das Wachstum, gutes Sehen und gesunde Haut, die Knochen des Babys, seine Muskeln und die Nervenentwicklung	Spinat, Champignons, Vollkornreis
Vitamin B6 (Pyridoxin)	den Stoffwechsel bei der Umsetzung von Eiweißen, Fett und Kohlenhydraten, die Bildung roter Blutkörperchen, die Entwicklung des Gehirns und des Nervensystems	Walnüsse, Linsen, Weizenkleie, Bierhefe

Mikronährstoff	Wichtig für	Lebensmittel/ gute Quellen
Vitamin B12 (Cobalamin)	Bildung der DNS und der Nervenzellen, Zellteilung und Bildung roter Blutkörperchen, Knochenmarksbildung	Seelachs, Eier, Emmentaler
Vitamin C	für das Immunsystem, das Bindegewebe und die Produktion des Strukturproteins Collagen, beim Wachstum und für Knochen und Zähne	Acerola, Sanddornsaft, Paprika, Brokkoli
Vitamin D	Knochen und Zähne	Hering, Fischöl, Butter, Käse
Vitamin E (Tocopherol)	als Bestandteil jeder Zelle, das Immunsystem	Weizenkeimöl, Sonnenblumenöl, Olivenöl
Vitamin K	Herstellung bestimmter Eiweißverbindungen, die für die Blutbildung wichtig sind	Rosenkohl, Blumenkohl, Spinat
Zink	die Organausbildung, das Skelett, die Nerven und den Kreislauf	Haferflocken, Kalbfleisch, Blumenkohl

WICHTIGE FRAGEN UND ANTWORTEN VON A BIS Z

Alkohol

Darf während der basischen Kuren Alkohol getrunken werden?
Alkohol stellt immer eine direkte Belastung der Leber dar, da sie ihn vorrangig „entgiften" muss. Dadurch wird der Abbau organischer Säuren über die Leber gemindert und die Säure-Basen-Balance geschwächt. Außerdem wird die Harnsäureausscheidung über die Niere gemindert. Die basischen Kurtage sollten daher alkoholfrei sein.

Atmung

Welchen Einfluss hat die Atmung auf den Säure-Basen-Haushalt?
Über die Lungen wird Kohlendioxid (sauer!) abgeatmet. Eine gleichmäßige tiefe Atmung entlastet daher den Säure-Basen-Haushalt. Eine schnellere Atmung bis hin zur Hyperventilation entsteht, wenn im Blut zu viele Säuren anfallen, denn da das Blut nicht „übersäuern" darf, steuert der Körper mit der Abatmung von Kohlendioxid dagegen. Basische Kuren führen daher auch zu einer gleichmäßigen ruhigen Atmung. Und: Ausdauernde Bewegung an der frischen Luft unterstützt die Säure-Basen-Balance.

Azidose

Was ist eine Azidose?
Unter Azidose versteht man eine krankhafte Übersäuerung des Organismus. Diese Störung tritt dann ein, wenn die (basischen) Pufferreserven des Organismus fast aufgebraucht sind. Wenn der pH-Wert des Blutes unter 7,36 sinkt, muss der Körper sofort kompensieren, da sonst eine lebensbedrohliche Situation entsteht. Ein gesunder Mensch kompensiert derartige Verschiebungen. Eine chronische Übersäuerung wird daher auch als „latente Azidose" bezeichnet. Gelingt die Kompensation nicht, verschiebt sich der pH-Wert des Blutes. Es entsteht dann eine lebensbedrohliche metabolische Azidose mit sogenannter „Kussmaulatmung". Das ist ein Notfall und erfordert sofortige medizinische Hilfe.

Ballaststoffe

Warum sind Ballaststoffe für eine basische Ernährung wichtig?
Ballaststoffe sind pflanzliche Bestandteile der Ernährung, die nicht verdaut werden können. Sie regen die Darmtätigkeit an und helfen, den Darm zu reinigen. Sie saugen Wasser förmlich auf und erhöhen so das Stuhlvolumen. In basischer Kost wie Obst, Gemüse, Kräutern und auch Vollkornprodukten sind sehr viele Ballaststoffe enthalten. Es gibt Studien, die den positiven Effekt eines hohen Ballaststoffanteils in der Ernährung bei Cholesterinproblemen oder auch bei Diabetikern nachweisen.

Basenbäder

Warum sind Basenbäder Bestandteil der basischen Kuren?
Die Haut ist unser größtes Organ. Sie bietet eine riesige Fläche, um Säuren über die Schweiß- und Talgdrüsen abzugeben. Basische Bäder sind daher eine optimale Möglichkeit, den Körper effektiv von Säuren zu entlasten.

Basenfasten

Was ist der Unterschied zwischen basischen Kuren und Basenfasten?
Basische Kuren dienen der Säure-Basen-Balance und sind darauf orientiert, die basischen Anteile in der Ernährung und Lebensführung zu erhöhen. Im Unterschied dazu werden beim Basenfasten über einen begrenzten Zeitraum (ca. sieben Tage) ausschließlich Basenbildner aufgenommen.

Basenpulver

Wie sinnvoll ist die innere Anwendung von basischen Pulvern?
Zunächst muss unterschieden werden zwischen basischen Konzentraten zur Einnahme mit und ohne Hydrogencarbonat. Sehr problematisch ist die Einnahme von konzentriertem Natriumhydrogencarbonat/Natron. Im Magen entsteht eine Reaktion mit der Salzsäure. Ein Resultat hiervon ist Kohlensäure, die die Magenschleimhaut reizt. Außerdem entleert sich der Mageninhalt dann zu früh in den Darm, der die unverdaute Nahrung weiter bewältigen muss.
Es gibt auch Basenpulver zur Einnahme, die Citratverbindungen enthalten. Diese werden auch häufig zur Magnesiumversorgung angewendet. Hierbei ist darauf zu achten, dass die Einnahme nicht zu den Mahlzeiten und mit viel Wasser erfolgt. Der Magen sollte möglichst leer sein. Die Verdauung im Magen, vor allem der Eiweiße, braucht unbedingt eine starke Magensäure. Wenn gleichzeitig basische Stoffe aufgenommen werden, entstehen Reaktionen und Verbindungen, die den Verdauungsprozess beeinflussen.

Basische Körperpflege

Soll die Körperpflege nur mit basischen Produkten erfolgen?
Die basischen Bäder und Anwendungen während der Kuren oder im Alltag werden immer nur punktuell beziehungsweise tageweise eingesetzt. Sie ersetzen nicht die „normale" Körperpflege. Ob diese grundsätzlich basisch sein soll, ist umstritten. Die Anhänger ausschließlicher basischer Körperpflege und Kosmetik argumentieren, dass der Säureschutzmantel der Haut nur deswegen „sauer" mit einem pH-Wert von ca. 5,5 ist, weil wir so viele Säuren über die Haut abgeben. Eine grundsätzliche basische Pflege würde daher die Haut entlasten. Auch in früheren Zeiten wurde beispielsweise die basische Kernseife allgemein zur Reinigung und Pflege genutzt.
Die Kritiker einer basischen Körperpflege befürchten hingegen, dass die Abwehrmechanismen der Haut bei ausschließlicher basischer Körperpflege geschwächt würden. In der Praxis zeigt sich jedoch,

dass die gezielte Anwendung basischer Körperpflege – wie in diesem Buch beschrieben – auf jeden Fall die Haut stärkt und deren Funktionen positiv anregt.

Bittersalz

Soll während der basischen Kuren Bittersalz zur Darmreinigung genommen werden?
Bittersalz (wie auch Glaubersalz) wird angewendet, um den Darm bei Fastenkuren zu leeren. Während der basischen Kuren ist das nicht erforderlich.

Blutuntersuchung

Kann eine Übersäuerung im Blut festgestellt werden?
Nein. Das Blut wird durch ausgeklügelte Systeme im Körper immer in einer möglichst optimalen Zusammensetzung gehalten. Schließlich hängen alle körperlichen Funktionen und die zentralen Organe hiervon ab. Eine Übersäuerung im Blut kann lebensbedrohlich sein, daher greifen bei Schwankungen sofort die maßgeblichen Puffersysteme. Der pH-Wert des arteriellen Blutes des Menschen liegt bei 37 °C Körpertemperatur im Bereich zwischen 7,37 und 7,43 bei einem Mittelwert von 7,4. Ein Absinken darunter führt zu negativen körperlichen Erscheinungen (siehe Azidose) und ist ein medizinischer Notfall. Eine bewährte Methode zur Bestimmung einer Übersäuerung ist hingegen die Urinmessung nach Friedrich Sander.

Braten

Enthalten gebratene oder gekochte Lebensmittel noch Basen?
Ja, sie enthalten noch Basen. Basen sind Mineralstoffe, die beim Braten oder Kochen nicht verloren gehen. Sie gehen beim Kochen ins Wasser über, daher ist die Brühe einer basischen Gemüsesuppe wie ein „Basenbooster" zu werten. Das Problem ist lediglich, dass sich die Zubereitungsform „Braten" in der Regel auf Fleisch oder auch Fisch bezieht und diese Nahrungsmittel generell starke Säurebildner sind. Besonders belastend für den Säure-Basen-Haushalt sind die hierdurch aufgenommenen Purine. Die Belastung mit Purinen durch Fleisch und Fisch kann entscheidend gesenkt werden, wenn diese Lebensmittel, statt sie zu braten, gekocht oder, was in der modernen Küche sehr beliebt ist, mit der Niedrigtemperaturmethode gegart werden.

Brottrunk

Ist der Brottrunk nach Kanne sauer oder basisch?
Grundsätzlich wirkt der Brottrunk wegen seiner Milchsäure basisch. Der Brottrunk nach Wilhelm Kanne ist sehr empfehlenswert zur Begleitung basischer Kuren. Für die milchsaure Gärung wird Vollkorngetreide aus biologischem Anbau genommen, das über eine Natursauerteigführung gebacken wird. Durch weitere Fermentation wird so der Brottrunk hergestellt. Da Brottrunk einen geringen Anteil Gluten enthält, sollten Menschen mit starker Glutenunverträglichkeit darauf verzichten.

Butter

Kann Butter bei basischer Ernährung genutzt werden?
Nur Butter aus Rohmilch gilt als basisch. Allerdings wird Butter in der Vollwertküche (nach Prof.
C. Leitzmann) als Streichfett empfohlen. Butter wird je nach Herstellungsverfahren als Süßrahmbutter
(aus ungesäuertem Rahm) und Sauerrahmbutter (aus gesäuertem Rahm) angeboten. „Mild gesäuer-
te" Butter ist Süßrahmbutter, der mikrobiell erzeugte Milchsäure zugesetzt wurde. Die Fettsäuren der
Butter können im Körper gut verarbeitet werden.

Chronische Übersäuerung

Was bedeutet chronische Übersäuerung?
Der Körper versucht eine Übersäuerung auszugleichen und kann das kurzfristig auch. Wer einen Tag
lang nur Zucker isst, wird akut übersäuern. Wer immer nur Fast Food und Zucker zu sich nimmt, wird
die Pufferreserven des Körpers erschöpfen. Dann zeigen sich die Symptome einer chronischen Übersäuerung wie Energielosigkeit, bis hin zum Knochenabbau.

Darmreinigung

Wird bei einer basischen Kur der Darm gereinigt?
Ja, bei den basischen Kuren werden Lebensmittel gewählt, die einen hohen Anteil an Ballaststoffen
beinhalten. Diese erhöhen das Stuhlvolumen und unterstützen so die natürliche Reinigung des Darms.
Nur bei Problemen mit unregelmäßiger Verdauung, bei Verstopfung und zur Begleitung des (Basen-)
Fastens werden Einläufe und/oder Glaubersalz zur Darmreinigung empfohlen, um den Darm von Abla-
gerungen und Rückständen zu reinigen.

Diabetes

Können Diabetiker basische Kuren durchführen?
Ja. Diabetiker haben aufgrund ihres spezifischen Stoffwechsels sogar einen höheren Bedarf an basischer Ernährung. Basische Kuren sind so aufgebaut, dass sie alle Nährstoffe, auch komplexe Kohlenhydrate, beinhalten. Der Grundsatz der basischen Ernährung, nämlich regelmäßige Mahlzeiten, gilt
sogar besonders für Diabetiker. Individuell können nach Bedarf die Mengen variiert und Zwischenmahlzeiten hinzugefügt werden.

Eier

Dürfen während der basischen Kuren Eier gegessen werden?
Eier sind Säurebildner und sollten an den Kurtagen nicht verzehrt werden. In der basenlastigen
Ernährung haben sie allerdings einen berechtigten Platz. Eier versorgen den Körper mit wertvollem

Eiweiß und enthalten neben Cholin wertvolle Nährstoffe, die die Zellmembranen stärken und Entzündungen mindern. Cholin trägt unter anderem zu einem normalen Fettstoffwechsel und einer normalen Leberfunktion bei. Die frühere Annahme, Eier würden den Cholesterinspiegel erhöhen, wird heute von führenden Ernährungswissenschaftlern bestritten. Vielmehr werden 1–2 Eier pro Woche empfohlen.

Eiweiße

Wie viel Eiweiß darf ich während der basischen Kuren essen?
Grundsätzlich sollte ca. 15 Prozent der Ernährung aus Eiweißen bestehen. Die Deutsche Gesellschaft für Ernährung (DGE) rät, pro Tag etwa 0,8 g Eiweiß pro Kilogramm Körpergewicht zu essen. Die Obergrenze sind 2 g pro Kilogramm Körpergewicht. Für eine 60 kg schwere Frau bedeutet das, dass sie zwischen 48 und 120 g Eiweiß pro Tag essen darf. Wir brauchen Eiweiß, um neue Zellen zu bilden, Enzyme und Hormone herzustellen und als wichtiges Transportmittel.
Nur bei basischen Fastenkuren wird auch auf das Eiweiß gänzlich verzichtet, da es im Körper als Resultat der Verwertung einen Säureüberschuss erzielt. Die entscheidende Frage ist, *welche* Eiweißquellen wir nutzen. Wer Fleisch isst, sollte unbedingt auf die Qualität achten. Damit sind die Bedingungen gemeint, unter denen das Tier aufgezogen und auch geschlachtet wurde. Hähnchen- und Hühnchenfleisch aus Massentierhaltung stellt die Konsumenten nicht nur vor eine ethische Frage, sondern weist auch als Resultat der lebensunwürdigen Bedingungen einen hohen Gehalt an Arachidonsäure im Fleisch auf. Industriell verarbeitete Milch als Eiweißquelle können wir gar nicht nutzen, da wir das darin enthaltene Kasein überhaupt nicht verarbeiten können. Auch für Fleisch und Fisch gilt, dass die schonende Zubereitung des Dämpfens und Garens die Säure-Basen-Bilanz verbessert.
Pflanzliche Eiweißquellen sind neben Hülsenfrüchten und Linsen zum Beispiel Weizen- und Gerstengraspulver. Besonders proteinreich ist Hanfsamen, der alle essenziellen Aminosäuren enthält. Das hochwertigste pflanzliche Eiweiß enthält die Kartoffel – allerdings nur in geringem Maße, sodass sie als einzige Eiweißquelle nicht reicht.

Enzyme

Wieso ist die Balance im Säure-Basen-Haushalt wichtig für die Enzyme?
Enzyme sind Eiweiße, deren Funktionen für unseren Stoffwechsel lebenswichtig sind. Sie benötigen immer einen speziellen pH-Wert. Das Pepsin ist das entscheidende Enzym für die Aufspaltung der Nahrung im Magen. Es kann nur aktiv werden, wenn im Magen ein saures Klima mit einem pH-Wert von ca. 2,5 herrscht. Im weiteren Verdauungsprozess im Darm werden Enzyme nur aktiv, wenn der pH-Wert zwischen 7,5 und 8,5 liegt. Jede Veränderung der pH-Werte in den jeweiligen Abschnitten führt dazu, dass Enzyme wirkungslos werden.

Fasten

Was ist der Unterschied zwischen basischen Kuren und Fasten?
Bei der Durchführung von basischen Kuren wird die Ernährung in veränderter Form mit basenlastiger Ernährung fortgesetzt. Beim Fasten wird über einen begrenzten Zeitraum nur Flüssigkeit zugeführt und der Darm vollständig entlastet. Beim Basenfasten werden ausschließlich Basenbildner als Nahrungsmittel ausgewählt.

Fermentierte Lebensmittel

Sind fermentierte Lebensmittel in der basischen Küche sinnvoll?
Ja. Rohes, fermentiertes Gemüse enthält natürliche Enzyme und Milchsäurebakterien. Es unterstützt eine gesunde Darmflora und ist reich an Phytonährstoffen und Vitaminen (siehe auch Milchsäure).

Fertiggerichte

Gibt es auch basische Fertiggerichte?
Ja. Hierbei ist genau auf die Zutatenbeschreibung zu achten. Es gibt in Bioqualität Suppen, Salate und auch vorgefertigte Speisen, die (fast) ausschließlich Basenbildner beinhalten.

Fette

Welche Fette können in der basischen Küche verwendet werden?
Allgemein sind folgende Öle und Fette empfehlenswert (gemäß den Ernährungsexperten C. Leitzmann und H.-H. Martin):
Streichfette: Butter und ungehärtete Pflanzenmargarine mit einem hohen Anteil an nativem Kaltpressöl (siehe auch Butter)
Für unerhitzte Speisen wie Salate: native, kaltgepresste Speiseöle (siehe auch Öle)
Beide Kategorien nutzbar zum Garen und Backen
Nicht empfehlenswert sind gehärtete Fette (in den üblichen Margarinen) und extrahierte, raffinierte Öle und Fette. Fette mit langkettigen Fettsäuren wie Palmfett sollten gemieden werden. Genau diese werden in vielen Süßigkeiten verwendet.

Fisch

Darf während der basischen Kuren Fisch gegessen werden?
Fisch gehört auch zu den Säurebildnern. In der basenlastigen Ernährung ist Fisch jedoch ein gutes Nahrungsmittel, zum Beispiel als Carpaccio, Sushi oder am besten Hering. Er enthält einen hohen Anteil an Omega-3-Fettsäuren und der Arachidonsäuregehalt ist niedrig.

Fleisch

Braucht der Körper Fleisch zur Eiweißversorgung?
Nein. Pflanzliche Lebensmittel enthalten hochwertige Eiweiße (siehe Eiweiß, Kartoffeln). Sie bringen gleichzeitig die notwendigen Vitalstoffe mit, die zur Verwertung der Eiweiße im Körper notwendig sind. Der Genuss von tierischem Eiweiß insgesamt sollte in Maßen erfolgen, da es ein starker Säurebildner ist.

Fruchtsäuren

Sind Fruchtsäuren eine Belastung für den Säure-Basen-Haushalt?
Fruchtsäuren werden im Stoffwechsel oxidiert und das verbleibende Kohlendioxid wird über die Lunge abgeatmet. Nach Prof. Fritz Matzkies (Stoffwechselforscher) und Dr. Michael Worlitschek (Experte für den Säure-Basen-Haushalt) wirken Fruchtsäuren daher im Stoffwechsel basisch. Obst sollte aber in der basischen Küche wegen der Fruktose nur ca. ein Fünftel der Ernährung ausmachen. Es eignet sich sehr gut für das basische Müsli am Morgen.

Glaubersalz

Soll während der basischen Kuren Glaubersalz zur Darmreinigung genommen werden?
Glaubersalz (wie auch Bittersalz) wird angewendet, um den Darm bei Fastenkuren zu leeren. Während der basischen Kuren ist das nicht erforderlich.

Glutenunverträglichkeit

Können die basischen Kuren bei Glutenunverträglichkeit durchgeführt werden?
Ja, sie sind sogar besonders empfehlenswert. Gluten ist das Klebereiweiß in Getreide. Amaranth, Hirse, Mais, Buchweizen, Quinoa und Erdmandelflocken sind glutenfrei und können daher bedenkenlos auch bei Glutenunverträglichkeit verzehrt werden. Auch Hafer ist glutenfrei. Er enthält viele basische Mineralien und hochwertige Eiweiße. Wegen der Eiweiße wird er in manchen Tabellen allerdings auch den Säurebildnern zugerechnet.

Harnsäure

Verbessern basische Kuren die Harnsäurewerte?
Ja, bei konsequenter regelmäßiger Durchführung, wenn keine grundsätzlichen Stoffwechselstörungen zugrunde liegen. Der Wert für Harnsäure im Blut hat eine Obergrenze von 6,5mq/dl. Alkohol (Bier!), Fleisch und übermäßiger Fettkonsum lassen die Harnsäurewerte steigen. Die basischen Kuren entlasten und unterstützen gleichzeitig die Nieren, mehr Harnsäure über den Urin auszuscheiden.

Heißhunger

Was ist zu tun, wenn während der basischen Kuren Heißhunger auftritt?
Die beste Antwort auf Heißhunger ist: Gemüse essen. Heißhunger ist ein Alarmzeichen des Körpers in Folge einer andauernden Übersäuerung und häufiger (ungesunder) Snacks. Wenn Sie lernen, regelmäßige Mahlzeiten zu sich zu nehmen, die Sie gut versorgen, verschwindet der Heißhunger.

Honig

Ist Honig basisch?
Nein, Honig ist ein Säurebildner, da er aus Fruchtzucker und Traubenzucker besteht. Allerdings beinhaltet der Honig viele wertvolle Nährstoffe wie Vitamine, Mineralstoffe, Enzyme und bioaktive Stoffe. Deshalb wird er im Rahmen der Vollwerternährung als Süßungsmittel (sparsam) genutzt.

Immunsystem

Stärken die basischen Kuren das Immunsystem?
Ja, auf verschiedene Weise. Eine ausgeglichene Säure-Basen-Balance schafft ein gutes Milieu. Schleimhäute werden widerstandsfähiger. Besonders der Darm wird unterstützt, und der ist wesentlich an der Immunabwehr beteiligt. In der Praxis zeigt sich auch, dass allgemein Entzündungen gemindert werden.

Kaffee

Ist Kaffee sauer oder basisch?
Diese Frage wird sehr unterschiedlich beantwortet. Die Ernährungswissenschaftler Friedrich Manz und Thomas Renner haben eine Formel entwickelt (PRAL-Werte), mit der sie die säure- und basenfördernden Faktoren eines Lebensmittels beurteilen. Demnach ist der Espresso basisch. Dies scheint in der Zubereitungsmethode begründet zu sein. Die Säure des Kaffees löst sich durch langes Aufbrühen in den Kaffee. Wird das Wasser förmlich durch das Kaffeepulver gepresst, verbleibt die Säure im Pulver. Grundsätzlich sollte Kaffee aber auch in dieser Form an den basischen Kurtagen nur als Ausnahme und allgemein mit maximal drei Tassen am Tag genossen werden.

Kakao

Darf während der basischen Kuren Kakao getrunken werden?
Reiner Kakao (kein gesüßtes Fertigprodukt!) gilt als positiv, da er einen hohen Anteil an Magnesium beinhaltet. Seine Hauptwirkstoffe, Epicatechin und Procyanidine, gelten als entzündungshemmend. Daher wird auch dunkle Schokolade mit mindestens 70 Prozent Kakaoanteil positiv bewertet.

Käse

Welcher Käse ist basisch?
Nur Käse aus Rohmilch wirkt ein wenig basisch. Körniger Frischkäse ist wesentlich weniger säurebildend als harte Käsesorten. Viele beliebte Käsesorten wie Gouda, Cheddar, Schmelzkäse, Emmentaler oder Parmesan sind stark säurebildend und enthalten eine große Menge an Salz und gesättigten Fettsäuren. Entgegen der landläufigen Meinung, dass Käse ein guter Calciumlieferant sei, gehen führende Ernährungswissenschaftler heute davon aus, dass das Calcium aus pflanzlicher Nahrung bioverfügbarer ist, also besser aufgenommen wird.

Kartoffeln

Warum sind Kartoffeln in der basischen Küche so wichtig?
Die Kartoffel liefert reichlich basische Mineralstoffe wie Kalium und Magnesium. Sie enthält wenig Eiweiß, aber dafür besonders wertvolles und verwertbares. Von allen pflanzlichen Eiweißlieferanten hat das Eiweiß der Kartoffel die höchste biologische Wertigkeit. Sie ist reich an den Vitaminen C, B1, B2, B6, Niacin und Pantothensäure. Natürlich spielt die Zubereitung der Kartoffel eine wesentliche Rolle bei der Frage, welche Vitamine erhalten bleiben. Die meisten Nährstoffe enthalten Bratkartoffeln aus rohen Kartoffeln, selbstverständlich in wenig hochwertigem Fett gebacken. Die Kartoffel hat übrigens wenige Kalorien. Sie macht nur dick als Pommes oder Chips mit einer ordentlichen Portion Fett. 100 Gramm Kartoffeln enthalten durchschnittlich nur 69 Kalorien, die gleiche Menge an Reis 93 Kalorien, Nudeln 150 Kalorien. Trotzdem ist kaum ein Lebensmittel so sättigend wie die Kartoffel. Sie enthält lange Kohlenhydratketten, die langsam abgebaut und verdaut werden. Heißhungerattacken bleiben aus.

Kinder

Können Kinder basische Kuren durchführen?
Ja. Die basischen Kuren sind eine sehr gute Möglichkeit, Kinder mit einer schmackhaften, gesunden Ernährung vertraut zu machen.

Knoblauch

Ist Knoblauch basisch?
Ja. Knoblauch enthält sehr viele gesundheitsfördernde Stoffe und basische Mineralien. Da er sehr intensiv im Geschmack ist, wird er in der basischen Küche häufig sparsam verwendet. Die feinen Aromen der Gewürze, Kräuter und die Geschmacksvielfalt der Gemüse sollen im vollen Umfang wahrgenommen werden.

Anhang

Knochendichte

Wird die Knochendichte durch basische Kuren gefördert?
Ja, wenn sie regelmäßig durchgeführt werden und auch darüber hinaus eine basenbetonte Ernährung gepflegt wird. Die Knochen sind ein Speicher basischer Mineralstoffe im Körper. Wenn durch eine andauernde Säurelast die Puffersysteme des Körpers erschöpft sind, bedient er sich an den Speichern. Eine Folge chronischer Übersäuerung kann daher eine mangelnde Knochendichte sein.

Kohlensäure

Ist Kohlensäure in Getränken ein Problem für die Säure-Basen-Balance?
Ja. Kohlensäure ist eine Säurebelastung für den Körper. Die notwendige zuzuführende Flüssigkeit decken Sie am besten mit einem natürlichen Wasser, das möglichst wenig Stoffe, auch Mineralstoffe, mitbringt.

Körpergeruch

Verändern basische Kuren den Körpergeruch?
Ja, positiv. Eine chronische Übersäuerung führt auch dazu, dass die Haut als großes und wichtiges Organ Stoffe und Säuren über die Talg- und Schweißdrüsen ausscheidet. Das ist ein Nährboden für Bakterien, die zu einem unangenehmen Körpergeruch beitragen. Die basischen Kuren mindern die Ausscheidung und die basischen äußerlichen Anwendungen helfen effektiv, einen angenehmen Körper-geruch wiederzugewinnen.

Latente Azidose

Unter Azidose (siehe dort) versteht man eine krankhafte Übersäuerung des Organismus. Diese Störung tritt dann ein, wenn die (basischen) Pufferreserven des Organismus fast aufgebraucht sind. Wenn der pH-Wert des Blutes unter 7,36 sinkt, muss der Körper sofort kompensieren, da sonst eine lebens-bedrohliche Situation entsteht. Ein gesunder Mensch kompensiert derartige Verschiebungen. Eine chronische Übersäuerung wird daher auch als „latente Azidose" bezeichnet. Gelingt die Kompensation nicht, verschiebt sich der pH-Wert des Blutes. Es entsteht dann eine lebensbedrohliche metabolische Azidose mit sogenannter „Kussmaulatmung".

Leberwickel

Sollen während der basischen Kuren Leberwickel gemacht werden?
Ja, das ist eine gute Unterstützung, um das basische Organ Leber zu kräftigen und anzuregen. So wird ein Leberwickel gemacht:
Sie benötigen: 1 Gästehandtuch, 1 Badehandtuch, 1 Wärmflasche

Füllen Sie die Wärmflasche mit heißem Wasser. Geben Sie das Gästehandtuch in heißes Wasser und wringen es gut aus (Vorsicht! Finger nicht verbrennen!). Dann legen Sie das Tuch doppelt gefaltet auf die Lebergegend unter den rechten Rippenbogen. Packen Sie die Wärmflasche darauf und wickeln Sie das Badehandtuch möglichst luftdicht darum. Legen Sie sich ca. 30 Minuten gut zugedeckt hin und ruhen sich aus. Die ideale Uhrzeit für einen Leberwickel ist zwischen 12 und 14 Uhr. Am Abend durchgeführt, wirkt der Leberwickel schlaffördernd.

Als gute Variante können Sie je 5 Tabletten der Schüßler-Salze Nr. 6 Kalium sulfuricum und Nr. 10 Natrium sulfuricum in das heiße Wasser geben.

Achtung: Leberwickel dürfen nicht bei Magenbluten, Magen- oder Darmgeschwüren angewendet werden.

Magenprobleme

Sind basische Kuren gut bei Magenproblemen?

Ja. Bei akuten Magenschmerzen oder -problemen sollte allerdings keine Rohkost verzehrt werden. Empfehlenswert sind dann Gemüsesuppen und gedämpftes Gemüse in Kombination mit einer Schüßler-Salz-Basen-Kur.

Medikamente

Sind basische Kuren auch möglich, wenn ich Medikamente einnehme?

Ja, außer wenn Sie spezielle Diäten durchführen müssen. In diesen Fällen beraten Sie sich mit Ihren Therapeuten/Ärzten.

Milch

Brauchen wir Milch zur Calciumversorgung?

Nein. Im Gegenteil: Früher dachte man, dass Milch den Körper, insbesondere die Knochen, mit Calcium versorgt. Heute wissen wir, dass durch die Aufnahme von Milch sehr viel Säure erzeugt wird, die dann Calcium verbraucht, um neutralisiert zu werden. In der Bilanz verliert der Körper sogar Calcium. Milch und Milchprodukte sind daher sogar negativ für die Calciumbilanz des Körpers.

Milchsäure

Wie wirkt sich die Aufnahme von Milchsäure aus?

Milchsäure ist grundsätzlich positiv für den Säure-Basen-Haushalt. Nicht jede Säure belastet den Organismus. Das Salz der Milchsäure, Laktat, wird im Stoffwechsel oxidiert. Der gleiche Prozess vollzieht sich bei Fruchtsäuren. Nach Prof. Matzkies (Stoffwechselforscher) und Dr. Worlitschek (Experte für Säure-Basen-Haushalt) wirken daher Fruchtsäure und Milchsäure im Stoffwechsel basisch.

Milchsaure Lebensmittel wie Sauerkraut oder Getränke wie der Brottrunk werden daher als Basenbildner eingestuft. Milchsäure unterstützt die natürliche Darmflora und wirkt sich positiv auf die Funktionen der Leber und des Herzmuskels aus.

Mundgeruch

Helfen basische Kuren bei Mundgeruch ohne medizinische Ursache?
Ja. Mundgeruch entsteht in diesen Fällen überwiegend durch Fäulnisbakterien. Diese siedeln sich an, wenn das Milieu kippt, zum Beispiel durch Kaffee, Alkohol, Nikotin… . Diese Bakterien leben von Eiweißen. Die basischen Kuren helfen, das Milieu zu regenerieren, und entziehen den Fäulnisbakterien die Lebensgrundlage.

Nahrungsergänzung

Sollen während der basischen Kuren Nahrungsergänzungsmittel genommen werden?
Das ist nur dann unbedingt notwendig, wenn Sie sich vegan ernähren (dann besonders Vitamin B12). Allerdings gibt es gute, auf natürlicher Basis hergestellte Nahrungsergänzungen, die die basischen Kuren optimieren können. Abzuraten ist allerdings von der Einnahme sogenannter basischer Pulver auf der Basis von Natriumhydrogencarbonat/Natron (siehe Basenpulver).

Obst

„Das beste Fleisch ist Fruchtfleisch" (Prof. C. Leitzmann)
Reifes Obst ist eine kulinarische Bereicherung. Obst spendet viele Vitalstoffe und gleichzeitig Wasser. Ein basisches Müsli kann so über das ganze Jahr je nach Saison sehr unterschiedlich schmackhaft zubereitet werden. Besonders basische Obstsorten sind Bananen und Wassermelonen. Wassermelone ist reich an Vitamin A und C. Sie enthält viel Natrium und besteht größtenteils aus Wasser.

Öle

Welche Öle soll ich in der basischen Küche verwenden?
Öle enthalten Fettsäuren, die für einen gesunden Stoffwechsel unentbehrlich sind. Sie wirken neutral im Körper. Wichtig sind die ungesättigten Fettsäuren. Diese werden unterschieden in Omega-6- und Omega-3-Fettsäuren. Der Körper braucht beide, da er aus ihnen hormonähnliche Stoffe herstellt. Allerdings wirken die Omega-6-Fettsäuren entzündungsfördernd und die Omega-3-Fettsäuren entzündungshemmend. Das Verhältnis sollte daher ungefähr bei 3:1 liegen. Die konventionelle Ernährung bringt in der Regel ein zu hohes Maß an Omega-6-Fettsäuren mit, da sehr häufig Distel- und/oder Sonnenblumenöl verwendet wird. Leinöl, Rapsöl oder Walnussöl sind dagegen sehr gute Omega-3-Fettsäurenlieferanten und sollten daher fester Bestandteil der basischen Küche sein. Olivenöl enthält einfache ungesättigte Fettsäuren. Sein gesundheitlicher Nutzen wurde ausreichend nachgewiesen.

Osteoporose

Sind basische Kuren bei Osteoporose gut?
Ja, wenn sie regelmäßig durchgeführt werden und auch darüber hinaus eine basenbetonte Ernährung gepflegt wird. Die Knochen sind ein Speicher basischer Mineralstoffe im Körper. Wenn durch eine andauernde Säurelast die Puffersysteme des Körpers erschöpft sind, bedient er sich an den Speichern. Eine Folge chronischer Übersäuerung kann daher eine Osteoporose sein.

pH-Messung

Wie werden pH-Werte gemessen?
Es gibt Messstreifen in der Apotheke, mit denen Sie Ihren Urin messen können. Beachten Sie die Hinweise zur Messung unter den Stichworten: Urin, Urinmessung.

Purine

Purine fallen im Körper permanent durch den Zellstoffwechsel an und werden abgebaut. Das Resultat ist Harnsäure. Sie werden auch über die Nahrung aufgenommen. Purinreiche Lebensmittel wie Fleisch belasten daher den Körper mit Harnsäure. Sie sollten daher vom gesunden Menschen nur im notwendigen Maß und bei Erkrankungen, die mit erhöhten Harnsäurewerten einhergehen, gar nicht zugeführt werden.

Rohkost

Wie viel Rohkost soll während der basischen Kuren gegessen werden?
Das hängt davon ab, wie gut Sie Rohkost vertragen. Wenn der Magen Probleme macht oder die Verdauung, beginnen Sie zunächst mit schonend gegartem Gemüse und Gemüsesuppen. Starten Sie mit Obst und rohem Gemüse in kleinen Portionen zum Frühstück oder bis maximal 18 Uhr, um die Rohkost gut verdauen zu können. Kauen Sie die Rohkost besonders gut.

Säfte

Welchen Stellenwert haben Säfte in der basischen Küche?
Frisch gepresste Gemüse- und Obstsäfte sind einerseits konzentrierte Vitamin- und Mineralienspender und haben daher auch einen Platz in der basischen Küche. Sie sollten andererseits jedoch in Maßen verzehrt werden, da sie zwei Nachteile haben: Grundsätzlich werden Säfte (kaum) gekaut, sodass die wichtige Speichelproduktion ausbleibt. Und zweitens wird mit Obstsätten eine wesentlich höhere Zufuhr an Fruktose erzielt, als wenn eine Frucht gegessen würde.

Sauna

Ist saunieren gut für den Säure-Basen-Haushalt?
Ja. Über das Schwitzen kann sehr gut Säure ausgeschieden werden. So werden die inneren Organe entlastet.

Säureblocker

Was sind Säureblocker?
Säureblocker = Protonenpumpenhemmer sind Medikamente, die die Bildung von Salzsäure im Magen „blocken". Auch wenn sie rezeptfrei erhältlich sind: Sie sollten nie ohne ärztliche Konsultation genommen werden. Wenn Salzsäure im Magen gebildet wird, wird immer auch die gleiche Menge Bicarbonat, das basische Pendant, an das Blut abgegeben. Das ist sehr wichtig, damit das Blut die Gewebe und Organe mit Basen versorgen kann. Zu wenig Salzsäure im Magen verhindert auch die Andauung der Nahrung, die Eiweißspaltung, die Desinfektion: das Abtöten von Keimen und Bakterien sowie die Aufnahme von Vitamin B12. Dauerhaft eingenommen können massive körperliche Schäden die Folge sein. Eine anerkannte Nebenwirkung längerfristiger Einnahme ist die Osteoporose. Bei leichteren Magenbeschwerden sind basische Kuren und Schüßler-Salze empfehlenswert. Bei andauernden oder starken Beschwerden muss eine medizinische Abklärung erfolgen.

Schokolade

Darf während der basischen Kuren Schokolade gegessen werden?
Während der Kurtage sollten Sie gar keine Schokolade essen. Im Rahmen einer basenlastigen Ernährung kann dunkle Schokolade mit mindestens 70-prozentigem Kakaoanteil in Maßen genossen werden.

Schüßler-Salze

Wie unterstützen Schüßler-Salze die basischen Kuren?
Der Säure-Basen-Haushalt ist angewiesen auf die Aufnahme basischer Mineralstoffe wie Calcium, Kalium, Magnesium, Natrium. Die Schüßler-Salze unterstützen die Aufnahme und Verwertung dieser Mineralstoffe im Körper und regen die Organe und den Stoffwechsel an.

Schwangerschaft

Können basische Kuren während der Schwangerschaft durchgeführt werden?
Ja. Prinzipiell gelten die Grundregeln einer gesunden vollwertigen Ernährung mit einem hohen Anteil an pflanzlichen Lebensmitteln insbesondere auch für Schwangerschaft und Stillzeit. Beachtet

werden muss allerdings die ausreichende Zufuhr von Eiweißen, deren Anteil in den Kurtagen durch die Zugabe von Eiern oder Fisch erhöht werden kann. Nur von Fastenkuren und einseitiger Ernährung ist während der Schwangerschaft und Stillzeit unbedingt abzuraten.

Smoothies

Ist es sinnvoll, Mahlzeiten als Smoothies einzunehmen?
Nur bedingt. Einerseits sind Smoothies eine wunderbare Möglichkeit, einen schmackhaften Vitamin-Basen-Cocktail einzunehmen. Wie bei Säften fehlt allerdings der wichtige Kauvorgang. Deshalb sollten auch Smoothies nur in Maßen, maximal eine Mahlzeit am Tag, genutzt werden.

Sport

Wie viel Sport ist für einen ausgeglichenen Säure-Basen-Haushalt notwendig?
Wichtig ist regelmäßige Bewegung! Das bedeutet im Alltag beispielsweise „Treppe statt Aufzug". Jedes Mal, wenn der Körper durch Bewegung gefordert wird, nimmt er mehr Sauerstoff auf. Die Durchblutung und der Stoffwechsel werden verbessert, die Entsorgung von Säuren und Schlacken wird aktiviert. Die verbesserte Atmung führt zu einer vermehrten Abgabe von Kohlensäure über die Lunge. Gut ist, wenn die körperliche Aktivität so gesteigert wird, dass die Belastungsgrenzen erreicht, aber nicht überschritten werden. Der Pulsschlag sollte maximal 180 minus Lebensalter sein. Wenn Sie das überschreiten, kippt der positive Effekt. Daher leiden auch insbesondere Leistungssportler häufig unter einer chronischen Übersäuerung. Optimal trainieren Sie dreimal in der Woche 20–30 Minuten und kommen dabei auch ins Schwitzen, sodass über den Schweiß Säuren abgegeben werden können.

Tee

Soll während der basischen Kur mehr Tee getrunken werden?
Nicht unbedingt. Grundsätzlich sollte die hauptsächliche Aufnahme von Flüssigkeit mit reinem Wasser gedeckt werden. Früchtetee nach Geschmack mit maximal zwei Tassen am Tag und Kräutertee ebenso. Beachten Sie, dass viele Kräutertees Heilkräuter beinhalten, die nicht kontinuierlich aufgenommen werden sollten.

Tofu

Soll als Eiweißquelle in der basischen Küche Tofu genutzt werden?
Grundsätzlich nein. Tofu, allgemein Soja, sollte nur in geringem Maße verzehrt werden. Ein (täglicher) Verzehr nimmt über die Inhaltsstoffe Einfluss auf die Hormonproduktion des Körpers und kann die Schilddrüsenfunktion hemmen. Sojaprodukte enthalten viel Phytinsäure, die die Aufnahme von Eisen und Zink verhindert. Die Sojabohnen sind die purinreichsten Hülsenfrüchte. Sojasprossen hingegen sind Basenbildner.

Trockenobst

Ist Trockenobst basisch?
Ja. Es kann als Beigabe im Müsli oder auch, wenn der Hunger groß wird, als Zwischenmahlzeit genutzt werden. Durch das gründliche Kauen wird viel Speichel gebildet. Speichel mineralisiert die Zähne und enthält zudem wichtige Enzyme, die für die Verdauung wichtig sind.

Übergewicht

Helfen basische Kuren bei Übergewicht?
Ja. Regelmäßige Mahlzeiten und ausreichende Vitalstoffe sind die Grundlage, um Gewicht zu verlieren. Die Insulinausschüttung und damit die Einlagerung von Fett wird reguliert, Fettverbrennung möglich. Darüber hinaus werden beim Abnehmen Säuren frei, deren Anstieg eine „Abnehmblockade" darstellt. Der Abbau dieser Säuren mit Hilfe der basischen Kuren und einer nachfolgenden basenorientierten Ernährung macht den Weg frei, „leichter zu werden".

Urin

Muss der Urin immer basisch sein?
Nein, der pH-Wert des Urins unterliegt Schwankungen. Er wird u.a. beeinflusst über die Nahrungsaufnahme und die Schlafphasen bzw. Ruhephasen der Organe, insbesondere der Leber. Die Niere reguliert den Mineralstoffhaushalt des Körpers. Saure und basische Mineralstoffe müssen immer in einem ausgewogenen Verhältnis vorhanden sein. Deshalb scheidet die Niere bei einem Überschuss an Säuren über den Urin mehr Säuren als Basen aus und bei einem Überschuss an Basen entsprechend mehr Basen.
Wenn Sie drei vollwertige Mahlzeiten am Tag mit Abstand von 5 Stunden zu sich nehmen, entstehen in der Folge Basenfluten im Körper, sodass ca. eine Stunde nach dem Essen der Urin basisch ist. Ein reiner Vergleich mit einer pH-Urin-Kurve aus dem Internet ist für Sie nur aussagekräftig, wenn Sie alle Faktoren berücksichtigen. Bewährter ist die Urinmessung nach Friedrich Sander.

Urinmessung nach Friedrich Sander

Wie funktioniert die Urinmessung nach Friedrich Sander?
Der Urintest nach Sander ist ein bewährter Test, mit dem der Säuregrad und die Pufferkapazität des Bindegewebes dargestellt werden sollen. Er wird von verschiedenen Laboren angeboten und kann zu Hause durchgeführt werden. Am Testtag werden jeweils um 6, 9, 12, 15 und 18 Uhr Harnproben genommen. Die Mahlzeiten sollen um 6, 12 und 18 Uhr eingenommen werden. Sie bekommen von dem Labor genaue Anweisungen und eine Auswertung, nachdem Sie die Proben mit den notwendigen Angaben dorthin geschickt haben.

Vegan

Müssen Veganer bei den basischen Kuren besondere Aspekte beachten?
Nein, nicht mehr als sonst auch, da die basische Küche sehr viele Vitalstoffe, aber keine oder kaum tierische Produkte enthält. Vegane Ernährung ist nicht von sich aus gesund. Wenn auf tierische Produkte verzichtet, aber viel Zucker gegessen wird, kann auch bei einer veganen Ernährung eine Übersäuerung entstehen. Außerdem greifen viele Veganer mangels Alternative zu Soja und Sojaprodukten, die eine Übersäuerung fördern.

Vegetarisch

Sind basische Kuren vegetarisch?
Ja. Die basischen Kuren basieren auf pflanzlicher Nahrung – Obst, Gemüse und Kräutern. Tierische Eiweiße sind starke Säurebildner und werden daher während der basischen Kurtage sowieso gemieden.

Vollkorngetreide

Warum enthält die basische Küche (kaum) Vollkorngetreide?
Grundsätzlich ist Vollkorngetreide immer besser als verarbeitetes Getreide, da die Schale des Korns wertvolle Vitalstoffe enthält. Fast alle Getreide sind jedoch Säurebildner und sollten nur in Maßen verzehrt werden (eine Mahlzeit pro Tag). Insbesondere der Weizen enthält viele nicht verwertbare, aber belastende Stoffe. Unverdaut können sie Reaktionen auslösen (Glutenunverträglichkeit!). Außerdem hat Weizen – übrigens auch Roggen – einen hohen Lektingehalt, der sich negativ auf die Knorpel- und Knochenbildung auswirkt. Die Phytinsäure hemmt zudem die Eisen- und Zinkaufnahme. Als Alternative können beispielsweise Hirse, Buchweizen und Amaranth für ein Frühstücksmüsli genutzt werden.

Wasser

Wie viel und welches Wasser soll während der basischen Kuren getrunken werden?
Grundsätzlich müssen wir so viel Wasser zu uns nehmen, wie wir über Urin und Schweiß verlieren. Das sind im Durchschnitt ca. 1,5–2 Liter täglich. Obst und Gemüse enthalten im Unterschied zu Fast Food einen hohen Anteil an Wasser und versorgen uns daher schon beim Essen mit Flüssigkeit.
Optimal wird der Flüssigkeitsbedarf darüber hinaus mit einem natürlichen Wasser gedeckt. Empfehlenswert ist Quellwasser, das nicht weiterverarbeitet wurde und keine Kohlensäure enthält. Glasflaschen sind Plastikflaschen vorzuziehen, da diese PET und Weichmacher beinhalten. Vielfach wird heute die Auffassung vertreten, dass Wasser, das wenige Mineralstoffe enthält, vom Körper besser aufgenommen werden kann – im Unterschied zu früheren Auffassungen, die mineralstoffreiches Wasser empfahlen. Das Leitungswasser ist in Deutschland von sehr unterschiedlicher Qualität. Je nachdem, ob es Quellwasser ist, ob es aufbereitet wurde und durch welche Leitungen (Blei? Kupfer?) es gelaufen ist, kann es dem Körper schaden. Ihr Wasserwerk kann Ihnen Auskunft darüber geben, ob und wie Ihr Trinkwasser aufbereitet wurde, welchen pH-Wert und welche Mineralienzusammensetzung es hat. Sie können Ihr Wasser analysieren lassen und sich über die vielfältigen Methoden des Filterns informieren.

Wechseljahrsbeschwerden

Helfen basische Kuren bei Wechseljahrsbeschwerden?
Ja. Die basischen Kuren unterstützen einen aktiven Stoffwechsel und versorgen mit vielen Mineralien und Vitalstoffen. Das verbessert zum Beispiel das Hautbild, den Knochenaufbau und sorgt für eine gute Figur.

Wurst

Darf während der basischen Kuren Wurst gegessen werden?
Nein. Neben den tierischen Eiweißen, die den Säure-Basen-Haushalt belasten, sind in der Wurst häufig schlechte Fette, viel Salz und weitere Stoffe, die den Körper belasten.

Zucker

Darf während der basischen Kuren gar kein Zucker gegessen werden?
Richtig, einfacher Industriezucker ist während der basischen Kuren ausgeschlossen. Zucker sollte allgemein wie ein Gewürz betrachtet werden. Das Problem ist, dass der einfache Zucker sehr schnell vom Körper aufgenommen wird und den Blutzuckerspiegel nach oben schnellen lässt.

Zungenbelag

Verändert sich der Zungenbelag durch die basischen Kuren?
Ja. Im gesunden Zustand ist die Zunge rosig mit einem geringen weißlich durchscheinenden Belag. Dicke Beläge und/oder andere Farben zeigen an, dass die Verdauung belastet ist. Je häufiger und konsequenter Sie basische Kuren durchführen und insgesamt die basische Küche pflegen, umso reiner erscheint die Zunge.

Zwiebel

Dürfen während der Basenkur Zwiebeln gegessen werden?
Ja, Zwiebeln sind basisch. Verwenden Sie sie trotzdem sparsam, da der Zwiebelgeschmack den Gemüsegeschmack häufig überdeckt.

Zwischenmahlzeiten

Sollen während der basischen Kuren Zwischenmahlzeiten eingenommen werden?
Nein. Versuchen Sie, sich zwei- bis dreimal am Tag richtig satt zu essen.